安徽大学博士科研启动基金项目

U0241224

政府购买社区公共卫生服务的
合肥模式研究

博学
文库

BOXUE WENKU

储亚萍／著

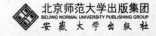

北京师范大学出版集团
BEIJING NORMAL UNIVERSITY PUBLISHING GROUP
安 徽 大 学 出 版 社

图书在版编目(CIP)数据

政府购买社区公共卫生服务的合肥模式研究 / 储亚萍著.
—合肥:安徽大学出版社,2014.12
ISBN 978-7-5664-0822-8

Ⅰ.①政… Ⅱ.①储… Ⅲ.①社区—公共卫生—卫生服务—
研究—合肥市 Ⅳ.①R126.6

中国版本图书馆 CIP 数据核字(2014)第 197236 号

政府购买社区公共卫生服务的合肥模式研究 储亚萍 著

出版发行: 北京师范大学出版集团
　　　　　安 徽 大 学 出 版 社
　　　　　(安徽省合肥市肥西路 3 号 邮编 230039)
　　　　　www.bnupg.com.cn
　　　　　www.ahupress.com.cn

经　　销:全国新华书店
印　　刷:合肥现代印务有限公司
开　　本:152mm×228mm
印　　张:12.75
字　　数:157 千字
版　　次:2014 年 12 月第 1 版
印　　次:2014 年 12 月第 1 次印刷
定　　价:28.00 元
ISBN 978-7-5664-0822-8

策划编辑:徐　建　　　　　　装帧设计:李　军
责任编辑:徐　建　　　　　　美术编辑:李　军
责任校对:程中业　　　　　　责任印制:陈　如

目　录

第一章　绪论

一、立题旨意

我国社区卫生服务事业起源于 20 世纪 80 年代。20 世纪 90 年代初,一些专家和学者借鉴世界上一些国家开展社区卫生服务的经验,结合我国国情,开始研究、探索开展社区卫生服务的具体做法。1997 年,《中共中央、国务院关于卫生改革与发展的决定》指出:要"改革城市卫生服务体系,积极发展社区卫生服务,逐步形成功能合理、方便群众的卫生服务网络"。此后,社区卫生服务事业在全国范围内兴起。

社区卫生服务是公益性质的事业,它以人的健康为目的,以社区、家庭和居民为服务对象,以妇女、儿童、老年人、慢性病人、残疾人、贫困居民等为服务重点,以主动服务、上门服务为主要方式,开展健康教育和预防、保健、康复、计划生育技术服务,以及一般常见病、多发病的诊疗服务。社区卫生服务的绝大部分工作是公共卫生服务,如健康教育和预防、妇幼保健、计划生育等,具有公共物品或准公共物品的属性。所以,一般应该由政府投资建设。在计划经济体制下,我国公共卫生服务是由政府举办的相应机构承担，但这种方式存在效率低下、服务水平不高、资源浪费等弊端。由于我国实行的是社会主义市场经济体制，因此，在市场能发挥作用的领域应该尽量发挥市场的作用。政府应转变职能方式，政府承担公共卫生服务的供给不等于政府直接生产，政府可以向符合条件的机构购买社区公共卫生服务。在这种改革背景下，我国有关社区公共卫生服务的政策已逐渐发生变化。

2002 年，由卫生部等 11 个部门联合制定的《关于加快发展城市社区卫生服务的意见》明确提出"社区预防保健等公共卫生服务，可按照有关规定由政府举办的社区卫生服务机构提供，也可采取政府购买服务的方式，由其他社区卫生服务机构提供"。这表明在社区公共卫生服务的提供方面，可以向其他社会力量举办的社区卫生服务机构购买，政府不一定要直接提供。2006 年，国务院《关于发展城市社区卫生服务的指导意见》指出："地方政府要按照购买服务的方式，根据社区服务人口、社区卫生服务机构提供的公共卫生服务项目数量、质量和相关成本核定财政补助。"2008 年 5 月，财政部《关于开展政府购买社区公共卫生服务试点工作的指导意见》对政府购买社区公共卫生服务项目的补助标准、服务机构的选择、绩效考评、资金支付等都提出了指导性建议，还提出了政府购买社区公共卫生服务工作的参考流程。2009 年 4 月，国务院《关于深化医药卫生体制改革的意见》再次重申，对包括社会力量举办的所有乡镇卫生院和城市社区卫生服务机构，各地都可采取购买服务等方式核定政府补助标准。在中央相关文件精神指导下，地方政府开始制定政府购买社区卫生服务的相关政策，并进行实践和探索。

本书选择政府购买社区公共卫生服务的合肥模式作为研究对象，是出于以下三个原因考虑：一是合肥市具有较好的代表性。合肥位于安徽中部，长江淮河之间、巢湖之滨，从地理位置上看,合肥属于典型的中部城市。在经济发展方面,合肥市介于东部发达城市和西部不发达城市之间,各项社会事业也处于全国中等水平。从人口分布、历史状况来看,合肥市在全国城市中也具有较好的代表性。二是合肥市卫生事业发展的迫切性。近年来,随着国家中部崛起战略的实施和皖江城市带承接产业转移示范区的建设,合肥经济迅速发展,地区生产总值连续六年增长 17% 以上,连续三年位居全国省会城市的首位。但经济迅速发展了,合肥却面临经济一条腿长、社会发展一条腿短的问题,教育、医疗、卫生等社会事业的发展落后于经济发展。因此,在经济快速发展的同时,加快卫生等社会事业的发展,改善人民健康状况就成为当前的一项重要工作。三是合肥市社区卫生发展的创新性。合肥近年来采取"三主三辅"的发展思路,以政府为主导,加强社区卫生服务的公益性,对社区卫生服务进行综合配套改革。这些改革具有较强的创新性,短期内取得了明显成效,受到了社会的广泛关注与认可。

对政府购买社区卫生服务的合肥模式进行研究具有重要的理论与现实意义。从理论上看,政府购买社区公共卫生服务是一项涉及不同层级政府、不同性质的社区卫生服务机构及公众等比较复杂的活动,涉及公共管理、经济学、政治学等相关学科的多种理论。对政府购买社区公共卫生服务的理论基础进行研究,尤其是对政府购买的过程,包括购买项目的确定、购买对象的选择、支付方式的选择、监管体系的构建等进行系统的理论研究,就显得尤为迫切。政府购买社区公共卫生服务是行政管理体制改革和政府职能转变的重要体现,政府由过去的直接生产者转变为公共服务的购买者。因此,对政府购买社区公共卫生服务的相关问题进行研究,对转变政府职能、提高政府服务的质量和效率、降低服务成本进而提高政府管理能力,都具有一定的理论指导意义。

对政府购买社区公共卫生服务的合肥模式进行研究也具

有重要的现实意义。通过研究,总结合肥市政府购买社区公共卫生服务的做法与成效,分析其困境及其成因,就能为优化合肥市政府购买社区公共卫生服务提出具有针对性的解决措施。因为合肥模式具有很好的代表性,所以,合肥市政府购买社区卫生服务的实践对全国其他地区来说又具有很好的借鉴和启示意义。

二、文献综述

1. 国内研究综述

近年来,学术界对政府购买社区卫生服务进行系统研究的不多。已有的研究中,有些是从政府购买的角度,对政府购买一般公共服务的方式方法等进行研究;还有相当多的一部分是从社会医学的角度,对社区卫生服务进行理论或实证研究。

(1)对政府购买社区公共卫生服务内涵的研究

已有的研究中只有少数是对政府购买社区公共卫生服务的内涵进行研究。政府购买公共卫生服务是指政府在继续保留其作为筹资责任主体的前提下,将提供服务的责任通过契约形式交给独立的卫生服务机构承担。[①] 政府根据社区卫生服务机构服务的人口和提供的公共卫生服务项目、数量、质量,以及人工、耗材等相关成本核定该给予的财政补助。[②] 政府购买社区公共卫生服务的实质就是通过向符合标准的社区卫生服务机构购买公共卫生服务,改变目前政府兼顾社区公共卫生服务筹资与生产责任的现状,将其筹资责任与生产责任分离(即购买者和提供者分离),并在服务提供过程中较好地利用市场工具,引入竞争机制,合理配置资源,保证服务质量,提高社区

---

① 代会侠等:《政府购买公共卫生服务的模式及其理论分析》,载《中国初级卫生保健》,2008 年第 1 期,第 21 页。

② 财政部、国家发改委、卫生部《关于城市社区卫生服务补助政策的意见》,财社〔2006〕61 号。

公共卫生服务资金的使用效率,是一种"政府承担、定向委托、合同管理、评估兑现"的新型公共卫生服务提供方式。[1] 也有学者认为,在卫生服务领域,政府购买与合同购买、按绩效拨款的含义是相同的,其实质都是对政府财政拨款方式的创新,也就是按绩效拨款。[2]

(2)对社区公共卫生服务项目的研究

学者们对社区公共卫生服务项目的特征、分类、确定原则等进行了研究。李玲等认为,对社区公共卫生服务项目的确定要坚持卫生服务产品的分类原则,按照这一原则可以将社区卫生服务分为社区基本卫生服务项目、社区非基本卫生服务项目和社区特需卫生服务项目。社区卫生服务项目的确定要坚持与经济社会发展相适应的原则、成本与效益原则、公平和社会效益原则。[3] 徐林山等根据调查研究,将4个省开展的99项社区卫生服务按照其公共性质的高低分为三类:公共卫生服务项目、准公共卫生服务项目和私人卫生服务项目,并且认为,确定公共卫生服务项目要与经济发展水平相适应,坚持成本—效益原则与公平性原则。[4] 罗乐宣将深圳福田区社区公共卫生服务划分为公共项目、准公共项目和私人项目。[5] 沈慰如认为,政府购买社区公共卫生产品包括公共卫生产品和准公共卫

① 赵云:《广西政府购买社区公共卫生服务的调查报告》,载《中国卫生事业管理》,2010年第5期,第302页。

② 石光等:《卫生财政拨款方式改革的国际经验——合同购买、按绩效拨款和购买服务》,载《中国医院》,2007年第6期,第75页。

③ 李玲等:《社区基本卫生服务项目界定的依据和原则》,载《卫生经济研究》,2004年第12期,第23—24页。

④ 徐林山等:《城市社区公共卫生服务项目分类研究》,载《中华医药管理杂志》,2005年第2期,第86—88页。

⑤ 罗乐宣等:《深圳市福田区社区基本公共卫生服务项目界定》,载《中国全科医学》,2008年10月第10A期,第1813—1814页。

生产品,还应该包括对提供公共卫生产品人员劳动的购买。[①] 有学者对界定政府基本卫生服务项目的方法步骤进行了研究,主要步骤有:明确居民的主要卫生问题、确定当地需要开展的服务项目、对项目的成本和收益进行测算和评估、确定社区的卫生服务项目、在项目评价的基础上对项目界定进行调整。[②]

总的来看,国内学者对社区公共卫生的分类方法基本上是一致的,都是按照公共经济学中物品的属性进行划分的,划分的目的都是为了明确社区卫生服务的优先顺序,确定政府的补偿方式。学者们都意识到在社区公共卫生服务项目的确定方面,要坚持与经济社会发展相适应原则、成本和效益原则、公平性原则等,都强调政府在公共卫生服务项目中的主导作用。

(3) 对社区卫生服务项目成本测算及补偿方式的研究

社区卫生服务项目成本的测算主要有两种方法。一是传统的成本法。传统方法主要是指完全成本法:将社区卫生服务机构的科室划分为直接成本中心和间接成本中心;然后测算各成本中心的六大类成本,包括劳务费、公务费、业务费、低值易耗品费、卫生材料费和固定资产折旧维修费;接着将各间接成本中心的成本按照一定标准分摊到各直接成本中心,形成直接成本中心的总成本;最后采用时间分配系数法,将各直接成本中心的总成本分摊到各服务项目上,从而得出各社区卫生服务项目的成本。[③] 近年来,作业成本法作为一种新的社区卫生服务成本测算方法逐渐受到人们的重视。作业成本法是以作业

---

① 沈慰如:《对政府购买社区公共卫生产品的设想》,载《卫生经济研究》,2004 年第 9 期,第 15 页。

② 王峦:《社区公共卫生服务界定的理论原则与方法步骤研究》,载《中国初级卫生保健》,2009 年第 6 期,第 29 页。

③ 程晓明等:《社区卫生服务项目成本测算方法》,载《中国卫生经济》,2004 年第 10 期,第 48—50 页。

为间接费用归集对象,通过对资源动因的确认、计量,将资源成本分配到作业上去,再通过对作业动因的确认,计算、归集作业成本到服务上去的间接费用分摊方法。[①] 其核算步骤大致为:确认和计量各种资源耗费—定义主要作业—按照适当的资源动因将资源成本追踪至作业,形成同质成本库—确定各项作业的成本—根据作业动因,计算作业成本分配率—根据成本分配率,计算成本对象单位成本。

程晓明等利用完全成本法对沈阳等四个城市的社区卫生服务项目的标准成本与实际成本进行了研究、比较。[②] 徐林山等人利用完全成本法对沈阳、成都、西宁、银川四个城市社区公共卫生服务项目、准公共卫生项目的单位服务成本进行了测算。[③④] 近年来,一些硕士和博士学位论文也开始关注作业成本法,尝试用作业成本法测算深圳、四川和广州等省和城市的社区卫生服务成本。应该说,卫生经济学、社会医学等这些领域对社区公共卫生服务成本测算的研究已经积累了许多成果。但也要看到,在社区卫生服务成本测算方面还存在不少问题,如测算方法过于单一、成本测算误差比较大、测算困难等。

社区卫生服务补偿方式种类较多,如何选择,则直接关系社区卫生服务提供的成效大小。顾亚明等认为,政府对社区卫生服务的补偿按照其支付对象可以划分为"补供方"和"补需方"。在这两者之间,政府的补偿方式可以划分为养人办事、收支两条线、定额补助、条目预算、内部合同、外部合同、服务券七种。每种补偿方式都有优点、缺点以及适用地区。总体来看,

---

① 费峰:《医院成本管理会计》,上海财经大学出版社,2005 年,第 193 页。

② 程晓明等:《城市社区卫生服务成本核算》(一、二),载《中国卫生经济》,2004 年第 11 期,第 19—24 页。

③ 徐林山等:《四城市社区公共卫生服务项目成本测算》,载《中国卫生经济》,2005 年第 7 期,第 37—39 页。

④ 徐林山等:《城市社区公共卫生服务项目成本测算研究》,载《中华医院管理杂志》,2005 年第 2 期,第 89—91 页。

前四种具有较强的"补供方"的特征,且覆盖面较广;内部合同、外部合同和服务券模式等覆盖面较小。经济落后地区要强化政府责任,政府直接提供更合适。在改革过程中,要逐步向补需方倾斜,引入市场机制。[1] 刘军民对政府购买卫生服务的几种新型支付方式如分项预算、总额预算、按人头付费、按服务项目付费等进行了研究,比较了每种支付方式的激励效果,并指出每种支付制度都不可能尽善尽美。[2] 朱吉鸽对社区卫生服务的"服务券"的内涵、国内外实践、应用价值、实践中存在的问题等进行了深入研究。[3] 还有些学者在对部分地区社区公共卫生服务的成本进行测算的基础上,对政府补偿机制提出了相关的建议。对政府补偿机制的研究大多注意到当前政府在社区卫生服务方面的投入不足、补偿方式单一,因而社区卫生服务机构药品收入和医疗收入成为收入的主要来源,社区卫生服务的公益性难以保证等问题。因此,政府加大投入、改革政府补偿机制、根据不同卫生服务的性质确定补偿方式成为当前基层医疗体系改革的重点。

(4)对政府购买公共卫生服务相关制度与操作技术的研究

在学术界,王俊华比较早地对政府购买卫生服务进行了研究,提出了相关的对策建议。如要确定政府购买的责任、程序、范围和内容、评价准则、反馈系统、监管、立法等,并从宏观和微观两个层面对政府购买卫生服务的制度安排和操作流程进行了研究。石光等对政府购买卫生服务所需回答的关键问题或步骤进行了研究。他们认为政府购买卫生服务必须回答6个基本的问题:为谁购买、购买什么、从何处购买、如何支付、以何种价格

① 顾亚明等:《政府对社区卫生服务的七种补偿模式研究》,载《卫生经济研究》,2010年第2期,第34—37页。

② 刘军民:《关于政府购买卫生服务改革的评析》,载《华中师范大学学报》(人文社会科学版),2008年第1期,第41页。

③ 朱吉鸽:《"公共卫生服务券"评析》,载《医学与社会》,2006年第7期,第10—12页。

支付、谁是购买者。① 刘军民也对政府购买卫生服务提出了相关建议：完善制度、创新支付方式、建立科学的绩效考核和严格的监督制度，以及避免小规模购买，注意购买的优先顺序等。除了这些措施之外，还可以借鉴发达国家经验，建立独立的资金管理机构负责购买服务、②定期进行公众满意度调查等。③

其他研究还包括：赵云对广西政府购买社区卫生服务进行的研究，他对广西购买社区卫生服务的政策背景、试点现状、取得的成绩、存在的问题等进行了分析，提出了改进建议。④⑤ 代会侠等对我国政府购买卫生服务的两种实践模式，即公共卫生服务券模式和定额补助方式进行了分析与评价。贺中计对苏州市政府购买社区公共卫生服务的个案进行了研究，对政府购买的各个环节、取得的成效、存在的问题与发展对策等进行了比较深入的研究。⑥

可见，国内已经积累了大量社区公共卫生服务的研究成果，但从总体上看，国内对政府购买社区公共卫生服务的研究还不够成熟。现有研究多是从社会医学的角度进行的，从公共管理的角度进行的研究比较少，尤其是对政府购买社区公共卫生服务的理论基础的研究还比较薄弱。针对近年来正在进行的政府购买社区服务实践，相关实证研究也显得不够，尤其是

① 石光等：《直接举办还是购买卫生服务：相关理论与政策问题探讨》，《中国卫生政策研究》，2008年第1期，第19—20页。

② 刘昆仑：《卫生服务领域开展政府购买服务的可行性探讨》，载《中国农村卫生事业管》，2009年第5期，第335页。

③ 沈憨如：《对政府购买社区公共产品的设想》，载《卫生经济研究》，2004年第9期，第16页。

④ 赵云、潘小炎：《广西政府购买社区公共卫生服务的调查报告——柳州市政府购买服务的启示》，载《中国卫生事业管理》，2010年第5期，第302—304页。

⑤ 赵云、潘小炎：《广西政府购买社区卫生服务政策试点效果评析》，载《中国卫生经济》，2010年第9期，第64—65页。

⑥ 贺中计：《政府购买社区公共卫生服务的机制研究——以苏州市为个案》，苏州大学硕士学位论文，2008年。

对政府购买社区公共卫生服务取得的成效、存在的问题等研究不够深入。因此,对我国政府购买社区公共卫生服务进行系统的研究,通过典型案例分析,发现存在的问题,提出相关的对策建议,无疑具有重要的理论与现实意义。

2. 国外研究综述

在许多国家,公共卫生服务一般都是由政府提供的。近年来,政府对公共卫生服务逐渐采取了购买的方式,如内部市场(或模拟市场)、合同外包、补助等方式。不仅发达国家采用政府购买公共卫生的方式,在世界卫生组织的推动下,一些发展中国家也开始采取这种方式。近年来,国外学术界对一般公共服务外包、市场化、民营化或政府购买的研究很多,仅公共管理学界就有大量研究成果。一些发达国家的社区卫生服务比较发达,社区卫生成为整个国家卫生服务的窗口。因此,国外关于政府购买公共卫生服务的研究一般就是对社区公共卫生服务的研究。近年来,这方面的研究逐渐增多,研究内容主要有政府购买公共卫生服务的原因、形式、成效、管理等。

(1)政府购买公共卫生服务的原因

对民营化或合同外包的原因,国外相关的研究比较多。Miranda R. Andersen K. 曾经就民营化的原因对美国地方官员作过一项问卷调查,发现民营化的原因依次为:节约机构内部开支、缓解外包财政压力、私人部门的建议、联邦或州政府的要求、对负债的关注、公民团体的壮大与推动等。1992 年,一项对美国州政府官员的调查表明,节约开支是民营化的主要原因,其他原因还包括高质量的服务、执行迅速和提供其他方式无法提供的服务。[①] Andrew Kakabadse 和 Nada Kakabadse 认为,民营化的原因有:更好的绩效、管理者能力的提高、服务质量的提

① 转引自杨安华:《西方国家公共服务合同外包研究的进展与趋势》,载《甘肃行政学院学报》,2009 年第 6 期,第 56 页。

升、帮助管理者关注组织的核心职能。① David M. Van Slyke 将外包的原因总结为：减少成本、改进服务、增加管理的灵活性、提高专业技能、减少公共垄断的无效率。② 可见，节约支出、提高效率、改进服务质量是外包的主要原因。

卫生服务外包或购买的原因与一般公共服务外包的原因大体一致。Toni Ashton 等对新西兰、英国等国家的卫生改革进行了研究，他们认为新西兰采取外包方式的主要原因是政府资金紧缺、合同人员文化和职业准则的影响（指新西兰政府卫生部门从私人部门引进的新的管理和法律工作人员，带来的商业化倾向）、相关法律的要求等。③ Robert Lacey 认为英国在 1980 年代实行购买—提供分离，引进市场机制的主要原因有：①财政紧缩的同时伴随着老龄化和先进技术导致的成本压力。②公众不满情绪越来越高，主要原因是非急诊服务和其他服务的排队时间越来越长，而公众对其他欧盟成员国的高服务标准有了更多的认知。③在总的预算控制中，很少有提高效率的激励，甚至是相反的激励。④微观层次上没有形成成本意识。⑤即使在同一个医院，成本和服务也有很大的不同。而 Pauline Allen 将英国实行内部市场的原因总结为：效能与节约、增强医护人员回应性、满足患者需求、给患者更多的选择权。④ 美国的公共卫生服务主要是由联邦政府提供的。一项对地方公共卫生部门负责人的调查表明，公共卫生服

---

① Andrew Kakabadse A, Nada Kakabadse: Outsourcing in the Public Services: A Comparative Analysis of Practice, Capabilities, and Impact, Public Administration and Development, 2001, Vol. 21. No. 5, P401—413.

② David M. Van Slyke: the Mythology of Privatization in Contracting for Social Services, Public Administration Review, 2003, Vol. 63, No. 3, p297

③ Toni Ashton Contracting for Health Service in a Public Health System: the New Zealand Experience, Health Policy, 2004, Vol. 69, p24

④ Pauline Allen: Contracts in the National Health Service Internal Market, The Modern Law Review Limited, May, 1995, Publish by Blackwell Publishers, p321

务外包的原因有:地方政府缺乏相关的能力或技能、降低成本、提高效率、国家政策的要求。① David M. Van Slyke 认为社会性服务外包的主要原因有政治上的象征意义,表明政府变小了,政府不再是服务的直接提供者,从而使公共卫生服务更有效率,不侵蚀私人市场。② 而在一些发展中国家,政府向一些非政府组织购买公共卫生服务的原因还有一些外部原因,如世界卫生组织、世界银行等国际组织的倡导。可见,节约成本、提高效率、改进服务质量是各国政府购买卫生服务的主要原因。当然政治力量的推动也是重要原因之一。此外,不同国家还有一些各自的原因,如新西兰,是法律的强制要求;美国是联邦政府对州和地方政府的影响;英国是全民免费卫生服务的低效率导致的公众不满等。

(2)政府购买公共卫生服务的形式

各国卫生体制不同,则公共卫生服务购买的具体形式也有所不同。在发达国家,最常见的就是采用合同外包与内部市场形式;一些发展中国家则采取政府间协议、管理合同、服务提供合同、补贴、代币券、特许经营、私人部门服务等多种形式。③ 在新西兰,存在大量私人诊所及非政府力量举办的社区卫生服务机构。1993 年以来,该国实行了严格的竞争性购买、非竞争性购买、购买与提供不完全分离等多种形式。2000 年卫生体系重组之后,21 个地区卫生局(District Health Boards,简称DHBs)负责各地初级和次级卫生服务。DHBs 可以从其他私

---

① Christopher Keane:Privatization and the Scope of Public Health : A National Survey of Local Health Department Directors, American Journal of Public Health, April 2001, Vol. 91, No. 4, p613

② David M. Van Slyke:the Mythology of Privatization in Contracting for Social Services, Public Administration Review, 2003, Vol. 63, No. 3, p307

③ Benjamin Loevinsohn ,April Harding:Buying Results? Contracting for Health Service Delivery in Developing Countries,www. thelancet. com, 2005, Vol. 366, P676—680

人卫生机构那里购买卫生服务,也可以由其所管理的公立卫生机构来提供。DHBs 与私人卫生机构之间签订大量的合同购买协议。对公立卫生机构的补助是以绩效为依据的,按照服务人口、提供服务的数量和质量等进行补助。[①] 这实质上是按绩效拨款,也是政府购买的一种形式。英国实行国家免费医疗的政府主导体制,绝大部分卫生服务机构都归政府所有,因此,卫生服务的购买就是一种特殊的内部市场体制。1991 年,英国在卫生保健体系内引进市场机制或准市场机制,实行购买与提供分离的体制。卫生局和家庭医生基金持有者作为购买者向医院基金会所属的卫生机构购买卫生服务。医院之间、家庭医生之间为争取国家卫生服务保健的资金而竞争。[②] 改革之后,英国废除了内部市场的许多做法,强调合作,[③]淡化竞争,实行长期合同,但购买—提供分离的举措被保留,初级卫生保健基金会代替家庭医生基金持有者成为卫生服务的购买者,各种公立卫生组织是卫生服务的提供者。在美国,最常见的政府改革模式就是将公共服务外包给私人组织,[④]外包很受欢迎,以至于问题变成"没有什么不外包"。[⑤] 73%的地方卫生部门曾经将

① Tim Tenbensel: Where There's a Will, Is there a way? Is New Zealand's Publicly Funded Health Sector Able to Steer Towards Population Health? Social Science & Medicine 2008, Vol. 67, p1144

② Robert Lacey : Internal Market in the Public Sectot: the Case of the British National Health Service, Public Administration and Development, 1997, Vol. 17, p141—159

③ E Joslyn: Contracting in the National Health Service (NHS): Recognizing the Need for Co—operation, Journal of Nursing Management, 1997, Vol5, p151—156.

④ Steven Rathgeb Smith: Transforming Public Services: Contracting for Social and Health Services in the US, Public Administration 1996, Vol. 74 Spring p113

⑤ Christopher Keane: Perceived Outcomes of Public Health Privatization: A National Survey of Local Health Department Directors, The Milbank Quarterly, 2001, Vol. 79, No. 1, p115

公共卫生服务外包给私人卫生机构。[①]

（3）政府购买卫生服务的内容

不同国家和地区的经济社会发展水平不同，人们健康状况不同，则各国和地区政府购买卫生服务的内容有所不同。在英国，由于实行全民免费医疗，绝大多数卫生服务，包括公共卫生服务、基础医疗服务、二级和三级卫生服务都是由政府向各种公立卫生服务机构购买的。其社区公共卫生服务的范围也比较广，包括建立居民健康档案、健康教育、精神卫生、妇幼保健、计划生育、慢性病检查、残疾人照顾等。在美国，一项对地方公共卫生部门领导的调查表明，有 22% 的人认为，公共卫生就是以社区为基础的疾病预防。在澳大利亚，政府购买的社区公共卫生服务包括建立居民健康档案、健康教育、健康体检、妇幼保健、心理健康等服务，还有专门为土著人购买的卫生服务。在新西兰，除了常见的公共卫生服务项目以外，政府还有专门为毛利人购买的服务。而在一些发展中国家，如柬埔寨、孟加拉国、玻利维亚等，政府主要购买孕妇、儿童的营养与保健服务和免疫服务；在印度，政府主要购买肺结核防治服务；在马达加斯加和塞内加尔，政府主要购买社区营养服务。[②] 可见，政府购买卫生服务的内容是与经济发展水平、政府支付能力、居民健康状况等密切相关的。

（4）政府购买公共卫生服务的成效

对公共服务外包成效的研究是热点之一，也是争议比较大的领域。E. S. Savas 对合同承包进行了大量研究，认为在服务水平和服务质量不变的前提下，将管理与监督合同实施的成本

---

① Christopher Keane: Privatization and the Scope of Public Health : A National Survey of Local Health Department Directors, American Journal of Public Health, April 2001, Vol. 91, No. 4, p611

② Benjamin Loevinsohn , April Harding: Contracting for the Delivery of Community Health Services: A Review of Global Experience, 2004, the Word Bank, 1818 Hstreet, NW, Washington, DC, 20433, P1-34

计算在内,合同外包平均可以节约 25％的费用。[1] 也有学者认为,民营化或外包成效不显著可能有负面效果,John A. Bourbeau 在其博士论文中将这些观点进行了归纳:即使合同外包达到了他们认为不可能和可疑的节约直接成本的目的,间接成本也可能超过任何节约(Storrs,2001)。Luria 和 Rogers(1997)认为,民营化不仅对个体雇员有害,而且对整个社会也有害。民营化导致"挑樱桃",危害社会公平,损害了公共服务的公共目的(Starr,1988,20)。民营化的腐败问题导致公众对民主过程的不信任(Hebdon, 1995);第三方提供服务导致"国家空心化"(Hodge,2000),而国家空心化又引出了责任问题(Wamsley, 1990)。[2] 也有一些学者的观点介于上述两种观点中间,对外包持谨慎的赞成观点。如 Graeme A. Hodge 认为,合同外包也许是成功的,但这取决于对成功的界定与对改革中孰胜孰败的认知。[3] 另外,还有研究发现公私部门的成本和效率没有太大差异,甚至没有私人部门的参与也能创造高的效率。[4]

在政府购买卫生服务的成效方面,也存在不同的观点。有的研究发现政府购买非常有效。Benjamin Loevinsohn 和 April Harding 评估了 10 个发展中国家的案例,得出的结论是:初级卫生服务外包的提供方式是非常有效的,这种合同外

---

① 〔 〕E.S. 萨瓦斯:《民营化与公私部门的伙伴关系》,北京:中国人民大学出版社,2002 年,第 152 页。

② John A.. Bourbeau: Has Outsourcing/Contracting Out Saved Money And/Or Improved Service Quality? A Vote Counting－Analysis. by Ph. D of Virginia Polytechnic Institute and State University,2004

③ Graeme A. Hodge. : Competetive Tendering and Contracting Out: Rhetoric or Reality? Public Productivity and Management Review, 1999, Vol. 22, No. 4, P455－469.

④ 转引自杨安华:《西方国家公共服务合同外包研究的进展与趋势》,载《甘肃行政学院学报》,2009 年第 6 期,第 57 页。

包应扩大。[①] 绝大多数对政府购买卫生服务的成效的研究都是持一种谨慎的观点，认识到购买卫生服务有成效，但也存在一些问题，并且在不同的地方实施不同的服务，外包的效果会有所不同。Christopher Keane 等人对美国地方政府公共卫生服务外包成效进行了研究，他们认为，外包的积极成效有：增加服务的可及性、节约成本，服务质量、服务的专业技术得到提高、更具灵活性。外包的负面效果主要是政府失去控制，如无法获得准确的信息、无法进行严格的监管，从而导致服务质量差，使政府最终负担相应的责任。[②] Robert Lacey 对英国实行的内部市场机制进行研究后认为，内部市场能提高服务质量，控制成本，没有加剧卫生服务的不公平现象。但由于购买方与提供方存在信息不对称现象，竞争有限，合同过程不可能像良好的市场机制那样起作用；对产出界定的缺乏阻碍了对合同实施的监管，所以，内部市场不是万能药，不能期待它解决所有的卫生问题。[③] Steven Rathgeb Smith 认为，尽管合同外包具有一系列的优点，如促进服务机构之间的竞争、降低成本、改进服务质量、公众参与多等。但在实践中，合同外包与自由市场模式相差甚远，政府和这些外包机构之间形成了一种长期的关系。所以，实际上美国社会和卫生领域的合同外包没那么有

① Benjamin Loevinsohn，April Harding：Buying Results? Contracting for Health Service Delivery in Developing Countries，www. thelancet. com，2005，Vol. 366，P676－680

② Christopher Keane：Perceived Outcomes of Public Health Privatization：A National Survey of Local Health Department Directors，The Milbank Quarterly，2001，Vol. 79，No. 1，p128－130

③ Robert Lacey：Internal Market in the Public Sectot：the Case of the British National Health Service，Public Administration and Development，1997，Vol. 17，p157－159

效。[①] Toni Ashton 研究了新西兰的卫生服务外包,他认为外包导致交易成本的增加,带来的好处是促使服务提供者更加重视责任。[②] 外包促使提供者更加注重成本和服务质量,促使提供者提高服务质量、提供新的没有政府资金资助的卫生服务。从长远来看,合同购买的成本会逐渐降低。但监管存在许多问题,如收集信息难,缺乏相关的技术和时间。[③] Mills A. 和 Broomberg J. 最早对发展中国家的卫生服务外包的成效进行了研究,发现在有些国家如津巴布韦和南非,提供者能以较低的成本提供同等或更高质量的服务;而在有些国家,承包者和公共卫生服务提供者的绩效没有大的差别(如加纳和坦桑尼亚)。另外,England R. 研究了卫生服务外包对获得服务的人的公平性的影响,尤其是对穷人的影响问题。[④] 总的来看,卫生服务外包既有成效也存在一些问题。成效在于促进竞争、提高服务质量、降低服务成本,促使服务提供者更注重责任;而存在的问题主要是监管不到位、交易成本增加、竞争有限等。

(5)政府对公共卫生服务合同的管理

近年来,国外公共管理领域加强了对合同管理的研究,研究的重点是政府如何加强对合同的管理,如何提高政府的合同管理能力。如唐纳德·凯特尔对合同外包存在的问

---

① Steven Rathgeb Smith:Transforming Public Services:Contracting for Social and Health Services in the US, Public Administration 1996,Vol. 74,p113—127.

② Toni Ashton Contracting for Health Service in NewZealand:A Transtraction Cost Analysis[J]. Social Science and Medicine,1998,Vol. 46, No. 3,p357

③ Toni Ashton Contracting for health service in a public health system:the New Zealand epperience,Health Policy,2004,Vol. 69,P21—31

④ Xingzhu Liu eta 1:The Effectiveness of Contracting - out Primary Health Care Services in Developing Countries:A Review of the Evidence, Health Policy and Planning,2008,Vol. 23,P2

题进行了研究,认为政府应成为精明的买主,提高公共管理能力。[1] 斯蒂芬·J·凯尔曼对整个合同过程包括监督成本、监督绩效、合同修改、解决索赔问题、合同终结和中止等进行了研究,并对每个环节提出了改进建议。[2] 菲利普·库珀对合同的整合、运作与分离等几个阶段进行深入研究,为公共管理者提高管理能力提出了具有可操作性的对策和建议。Trevor L. Brown 和 Matthew Potoski 对美国市和县的合同外包数据进行了分析,论述了政府如何提高合同管理的绩效问题。[3]

Aidan R. Vining 和 Steven Globerman 为决策者构建了一个系统的框架,用于发现、评估和解决卫生服务外包中存在的问题,强调完善合同条款以避免相关的风险和问题。[4] Shehla Zaidi 等人通过对巴基斯坦 NGO 卫生合同的研究指出,政府合同管理存在以下几个缺陷:管理招标过程能力弱、弱公共治理导致合同实施进程缓慢与寻租现象、政府和承包者之间的不信任。他们建议设立一个独立的购买机构,如 NGO 管理社区服务合同,而政府的职责是加大监管的力度。[5] Sara Bennett 和 Anne Mills 根据卫生部门合同外包的经验,对政府管理能力进行了研究。他们认为,合同管理能力取决于外包服务的类型及承包商的性质,政府需要评估不同服务所需的能

---

① 见唐纳德·凯特尔:《权力共享:公共治理与私人市场》,北京大学出版社,2009。

② Lester. M. Salamon :Tools of government:a guide to the new governance ,Oxford University Press,2002,p. 300—312.

③ Trevor L. Brown, Matthew Potoski:Contract — management capacity in municipal and county governments. Public Administration Review . Vol. 63, No. 2 , March/April 2003,p. 153—164.

④ Aidan R. Vining,Steven Globerman:Contracting - out Health Care Services:A Conceptual Framework,Health Policy,1999,Vol. 46,p77—96.

⑤ Shehla Zaidi: Bureaucrats as Purchasers of Health Services: Limitations of the Public Sector for Contracting,Public Administration and Development,2011,Vol. 31,P135—148.

力。对任何成功的外包来说,基本的行政体系必须起作用,必须制定合同的指南;对合同安排要进行正式的评估;在政府能力弱的地方,政府直接提供或许风险更低。①

可见,近年来,国外对政府购买公共卫生服务的原因、形式、内容、成效等都进行了深入研究,出了不少研究成果。但也应看到,与其他备受人们关注的民营化领域相比,卫生服务领域的改革所受到的关注还比较少。因此,即使在国外,卫生服务领域的政府购买问题也需引起人们更多的关注。

三、研究内容

第一,政府购买社区公共卫生服务的基础理论。首先界定什么是政府购买社区公共卫生服务,分析政府购买社区公共卫生服务的特点。然后对政府购买社区公共卫生服务的过程,如买什么、向谁购买,以及如何购买进行理论分析。最后分析政府购买社区公共卫生服务的若干基础理论,包括公共产品理论、委托—代理理论、交易成本理论、卫生服务战略性购买理论。

第二,政府购买社区公共卫生服务的兴起。包括国内外政府购买社区公共卫生服务兴起的背景,国内外典型地区的实践,并总结国内外政府购买社区公共卫生服务的经验。

第三,政府购买社区公共卫生服务的合肥模式。介绍合肥市政府购买社区公共卫生服务的发展历程与做法,对合肥市社区卫生服务的居民满意度及政府购买成效进行分析,并对合肥市政府购买社区公共卫生服务的困境及其原因进行深入探讨,在此基础上,借鉴国内外相关经验,为优化合肥市政府购买社区卫生服务的实践提出一些具有针对

---

① Sara Bennett, Anne Mills: Government Capacity to Contract: Health Sector Experience and Lessons, Public Administration and Development, 1998, Vol18, P307—326.

性的建议。

第四,合肥模式的借鉴与启示。将合肥模式与国内外模式相比较,总结合肥模式的特点,并在此基础上指出合肥模式对国内其他地区的借鉴与启示。

四、研究方法

1. 比较研究

对国内外政府购买社区公共卫生服务的相关实践与经验进行比较研究,分析各国和地区的实践特点,总结其共同的经验。并比较合肥模式与国内外模式的优缺点,指出合肥模式的特色。

2. 问卷调查

为了解合肥市政府购买社区公共卫生服务的成效,笔者进行了小规模的问卷调查。在 2011 年 11 月 5 日至 2011 年 11 月 19 日,我们就居民对社区公共卫生服务的认知程度和满意程度进行了调查,调查涉及 6 个区、9 个社区卫生服务中心及 6 个站。每个中心发放问卷 20 份,每个站发放问卷 10 份,共发放问卷 240 份,收回有效问卷 238 份。调查内容包括居民对社区公共卫生服务的了解程度、对公共服务的满意程度、对社区卫生改革的满意程度等。对调查完成的数据采用 spss18.0、excel2007 等统计软件进行分析与处理。

我们采用多层随机抽样法选择要调研的社区卫生服务中心和服务站。先按照随机抽样法从合肥市现有 50 所社区卫生服务中心中随机抽取 9 个社区卫生服务中心。由于合肥市社区卫生服务站实行中心一体化管理,所以,我们在对社区卫生服务中心进行调研时,就已经初步了解了社区卫生服务站的情况。然后从 9 个中心中随机抽取 3 个中心,对其下属的 6 个卫生服务站进行调研。

9 个社区卫生服务中心的分布情况如下：

蜀山区：西园街道社区卫生服务中心、三里庵街道社区卫生服务中心。

瑶海区：七里站街道社区卫生服务中心、三里街街道社区卫生服务中心。

庐阳区：双岗街道社区卫生服务中心。

包河区：义城社区卫生服务中心、芜湖路街道望江中路社区卫生服务中心。

新站区：磨店乡社区卫生服务中心。

经济开发区：芙蓉社区卫生服务中心。

三个中心下属的 6 个社区卫生服务站：

三里庵：43 所社区卫生服务站、二里街社区卫生服务站。

双岗：高河埂社区卫生服务站、小岗社区卫生服务站。

西园：安居苑社区卫生服务站、汉嘉社区卫生服务站。

3. 访谈法

为深入了解合肥市政府购买社区卫生服务的运作过程、成效、问题与不足，2011 年 10 月 26 日至 2012 年 2 月 9 日，我们对合肥市卫生局、蜀山区卫生局、庐阳区卫生局、合肥市 7 家社区卫生服务中心、6 家社区卫生服务站相关负责人进行了深入访谈，了解他们对政府购买社区公共卫生服务方式的基本看法和建议。

4. 文献研究

资料来源：

· 电子数据库，如中国期刊网、万方数据库、超星数字图书馆、重庆维普、人大复印资料等。

· 因特网等相关网站。

· 有关图书和期刊。

· 个案调查所收集的资料。

第二章　政府购买社区公共卫生服务的基础理论

本章介绍政府购买社区公共卫生服务的内涵与特征、政府购买社区公共卫生服务的过程，以及政府购买社区公共卫生服务的若干理论。

第一节　什么是政府购买社区公共卫生服务

一、相关概念

政府购买社区公共卫生服务是一项复杂的工作，要理解其含义需要对相关概念进行界定。要在对"社区"、"公共卫生"、"社区公共卫生服务"等概念进行梳理的基础上才能更好地理解政府购买社区公共卫生服务的内涵。

1. 社区

在理论界，社区一般是指居住于一定区域的人们组成的社会生活共同体。如早在 1887 年，德国著名社会学家费迪南德·滕尼斯(Ferdinand TonnieS) 就提出了"社区"一词，"社区是指那些由具有共同价值取向的同质人口组成的，关系密切、出入为友、守望相助、疾病相扶、富于同情味的社会关系和社会团体。把人们联系在一起的是共同利益和共同目标，以及亲戚、邻里、朋友等血缘或地缘的纽带"。[①] 我国著名社会学家费孝通认为，"以地区为范围，人们成为在地缘基础上结成的互助合作群体，并用来区别在血缘基础上形成的互助合作亲属群体"。[②] 现实中，我国城市的社区是指经过社区体制改革后作了规模调整的居民委员会辖区，也即最基层的一级行政区划。但实际上社区的含义远远大于一般所理解的居委会或居民小区。[③] 社区可以当作政府失灵和市场失灵的替代选择和新的管理模式的基石，是公民自我治理的场所。"社区"具有三个层面的含义：在制度层面，它是一个不同于政府和市场的治理模式；在管理层面，它是一套强调参与和合作的方法；在组织层面，它又是指生活在一定区域范围内的人群。广义的"社区"概念为我们理解社区的内涵开阔了视野。鉴于研究的方便，本书所指的"社区"是一个相对狭义的概念，是指居住于一定区域的人们所组成的社会生活共同体。

2. 公共卫生

美国公共卫生的领军人物温斯洛（Charles Edward. A Winslow）在 1920 年为公共卫生下了一个定义："通过有组织的社区努力来预防疾病，延长寿命和促进健康和效益的科学与艺术。这些有组织的努力包括改善环境卫生、控制传染病、教育每个人注意个人卫生、组织医护人员为疾病的早期诊断和预防性治疗提供服务、建立社会机构来确保社区中的每个人都能达

---

① 谢芳：《美国社区》，北京：中国社会出版社，2004 年，第 8—11 页。

② 于雷等：《社区建设理论与实务》，北京：中国轻工业大学出版社，2006 年，第 5 页。

③ 魏娜：《社区组织与社区发展》，北京：红旗出版社，2003 年，第 3—4 页。

到适于保持健康的生活标准。组织这些活动的目的是使每个公民都能实现其与生具有的健康和长寿权利。"[①]这一经典的定义在 1952 年被世界卫生组织接受，一直沿用至今。国外另一位学者 JohnLast 将"公共卫生"定义为："公共卫生是科学、技术和理念的综合，其目的是通过集体或社会活动来保护健康、促进健康及恢复健康。"[②]我国前副总理吴仪在 2003 年 7 月 28 日的全国卫生工作会议上，提出了一个"公共卫生"的定义：公共卫生就是组织社会共同努力，改善环境卫生条件、预防控制传染病和其他流行病、培养良好的卫生习惯和文明生活方式，提供医疗服务，达到预防疾病、促进人民身体健康的目的。由此可见，公共卫生的对象是针对群体，而不是针对某一个体。公共卫生的实质就是公平、高效、合理地配置卫生资源，保障人民健康。公共卫生服务的内容广泛，一般包括对重大疾病尤其是传染病（如结核、艾滋病、SARS 等）的预防、监控和医治；对食品、药品、公共环境卫生的监督和管理，以及相关的卫生宣传、健康教育、免疫接种等工作。

公共卫生具有较强的外部性，政府在这方面的投资会使所有人免费受益，比如传染病防治、疫情监测等。公共卫生服务是一种成本低、效果好的服务，但又是一种社会效益回报周期相对较长的服务。因此，单独依靠市场机制无法有效提供公共卫生服务，政府必须发挥主要作用。在国外，各国政府在公共卫生服务中都起着举足轻重的作用，并且政府的干预作用在公共卫生工作中是不可替代的。许多国家对各级政府在公共卫生中的责任都有明确的规定和限制，以有利于更好地发挥各级政府的作用，并有利于监督和评估。

---

① 转引自 王俊：《公共卫生——政府的角色与选择》，北京：中国社会科学出版社，2007 年，第 5 页。

② 徐艳华：《从成本与结构分析政府购买社区卫生服务的可行性》，浙江大学硕士学位论文，2006 年，第 10 页。

3.社区公共卫生服务

社区卫生服务是指以社区、家庭和居民为服务对象,为妇女、儿童、老年人、慢性病人、残疾人、贫困居民等提供重点服务,开展健康教育、预防、保健、康复和一般常见病、多发病诊疗的服务。社区公共卫生服务是社区卫生服务中的公共卫生部分,包括了除基本医疗之外的绝大部分公共卫生项目。社区公共卫生服务是在社区层面提供的,不同于医院提供的针对个人的医疗服务。开展社区公共卫生服务的目的在于确保社区成员公平享有基本的卫生保健服务、健康的生活环境。其中,健康教育是纯公共物品,应当由政府承担。其他的服务如妇幼保健、预防、一些常见病和多发病的诊断和治疗,属于准公共物品,政府应承担其中的一部分。

在国外,社区公共卫生服务是由社区医疗机构,如社区卫生服务中心承担的。在英国,由于实行免费的国民健康服务机制,国家为了控制经费开支及提高服务的效率,要求一些公共卫生服务项目必须在社区进行,如孕妇围产期检查、儿童健康体检、接种预防等。在澳大利亚,社区公共卫生服务也由社区卫生服务中心承担。居民可免费享受的服务包括:预防、保健、健康教育、生育技术服务等。我国社区公共卫生服务的主体一般是社区卫生服务机构,如社区卫生服务中心(站)。但当前我国社区公共卫生服务的机制还没理顺,许多社区卫生服务的功能还没有下沉到社区。街道医院、二级医院、三级医院等机构也提供一些本来由社区提供的公共卫生服务,如许多医院提供预防接种服务、孕妇围产期检查服务等。另外,妇幼保健院(站)也提供妇幼保健服务;疾病控制中心也提供某些社区卫生服务。

二、政府购买社区公共卫生服务的内涵

政府购买社区公共卫生服务是指政府将原来由自己直接

提供的社区公共卫生服务交给有资质的各类卫生服务机构去完成,根据其提供服务的数量和质量,按照一定的标准进行绩效考核后支付费用的公共服务模式。购买主体是政府,购买客体是各种符合资质的社区卫生服务机构。这些社区卫生服务机构可以是公立的、营利性或非营利性的。政府是出资者,而不是服务提供者。购买的内容主要是各类社区公共卫生服务项目,如健康教育、疾病预防、妇幼保健等。政府根据社区卫生服务机构提供的数量和质量等进行综合评价,在此基础上对卫生服务机构的成本进行补偿,或根据一定的标准进行补助。政府购买社区公共卫生服务的目的是为了提高绩效,节约成本。政府购买是对政府财政拨款方式的一种创新,其实质是按绩效拨款。①

政府购买是在原来政府直接提供服务的领域里引入市场机制,是介于私有化和国有化之间的一种卫生资源配置方式。政府购买不是完全依靠市场,走私有化的道路;政府购买也不是完全依靠政府,实行高度集中的计划体制。政府购买使政府和市场两种手段充分地结合起来,各自发挥优势和特长,实现优势互补。政府购买服务有多种方式,如合同购买、公共卫生服务券制度、补助等。政府购买服务意味着政府对公共卫生由更多地关注投入转向更多地关注结果和产出。政府购买服务是将公共卫生的购买与提供职能分离,政府的角色主要是资金提供者、购买者和监管者。政府的主要职能或作用是保证公共卫生服务的充分供给和公共卫生服务的质量。

三、政府购买社区公共卫生服务的特征

与传统的政府直接投入的方式不同,政府购买方式具有以下特征:

---

① 石光等:《卫生财政拨款方式改革的国际经验——合同购买、按绩效拨款和购买服务》,载《中国医院》,2007年第6期,第75页。

1. 政府购买是一种事后支付方式

不需要对生产者预先投入,或者只是预先投入一部分,如先拨付 70％或 50％的资金,余下的部分按年底考核情况拨付。能完成合同规定的任务就拨付其余的资金,不能完成则不拨付其余资金或减少拨付。在这种新的卫生治理模式下,政府的财政风险大大降低,将部分风险转移到了卫生服务提供机构方,形成风险共担的治理机制,从而改变风险完全由政府承担的局面。

2. 多元竞争

实行政府购买方式,则会使供给主体多元化,形成多方竞争的局面。而政府直接投入则是供给国有化,是一种垄断提供方式。一般来说,垄断会导致效率低下、资源浪费、服务水平不高,无法为公众提供有效的服务。实行政府购买方式,则使多个供给主体之间相互竞争。如果不能提供充分、优质的服务,则不能得到相应的费用补偿,甚至失去提供服务的机会。

3. 政府拥有较大选择权

实行政府购买模式,政府拥有较大的选择权,政府可以对多个服务提供机构进行比较,选择优秀者。在政府直接投资模式下,政府既是投资者又是服务提供者,集双重身份于一身。即使服务机构质量差,效率低,政府也无其他选择。在政府购买体制下,政府是管理者,拥有较大的自主选择权。政府可以根据一定的标准选择服务提供机构,对服务提供机构进行管理,对其绩效进行评价,并在此基础上对其服务进行补偿。如果服务提供机构表现差,无法达到合同约定的要求,则政府有权解除合同关系,或者减少补助,从而促使服务提供机构进行改进,提高服务质量。

4. 政府约束有力

实行政府购买模式,会使服务提供机构之间处于竞争状态,政府需要对其服务的各方面进行绩效评价,其受到的约束多于实行直接提供模式下的机构,是"硬约束",是比较有力的,能促使服务提供机构提供优质高效的服务;而在政府直接提供模式下,政府对公共卫生服务提供机构的约束是"软约束",会出现政府投入预算增加,而卫生服务的质量却难以达到预期效果的现象。

第二节　政府购买社区公共卫生服务的过程

一、确定购买的内容

政府要根据自身的财政支付能力,确定哪些公共产品需要购买;哪些是可以实行个人完全付费或部分付费的准公共卫生服务。并且,政府要测量各类公共卫生服务的需求量,按照需求量进行购买或提供,使有限的财政资金发挥最大的使用效率,满足公众的合理需求。

1. 社区公共卫生服务项目界定的原则

一是与经济发展水平相适应的原则。经济发展水平决定了政府的财政支付能力,决定了政府购买的范围和内容。

二是健康需要原则。各国或地区经济社会发展状况不同、人们的生活习惯不同,则人们的健康状况和疾病模式等会有所不同。因此,各地在界定公共卫生服务项目时,必须对当地居民的健康状况和卫生情况进行充分调查,了解详情,在此基础上确定公共卫生服务项目的内容和范围。

三是成本效益原则。公共卫生服务应当由政府提供,但政府提供什么水平的服务,是基本的卫生保健服务、还是更高层次的服务,这就需要结合一国或地区的财政能力进行成本效益分析。当成本一定时,就选择效果好的卫生服务项目;当效果一定时,就选择成本低的项目。

四是公平性原则。基本公共卫生服务涉及人的基本生存权利，因此，各国都在推行基本公共卫生服务的均等化。公平意味着保障所有人的生存权利，意味着对社会弱势群体的照顾。因此，在确定公共卫生服务项目内容时，不仅要考虑到基本公共卫生服务的广覆盖问题，还要考虑到特殊的群体，如对老人、妇女、儿童等进行特殊照顾的问题。

2. 社区公共卫生服务项目界定的程序

有学者认为，社区公共卫生服务项目确定的程序包括：明确居民的主要卫生问题、确定当地需要开展的服务项目、对项目的成本与效益进行测算和评估、确定社区的卫生服务项目、在项目评价的基础上对项目界定进行反馈调整。[①] 现实中，对卫生服务项目的界定不一定严格按照这几个步骤进行，可能会忽略某个环节。

一是明确居民的主要卫生问题。首先需要了解当地居民的健康状况和各种疾病的发病率等情况。一般可以通过卫生统计年鉴了解到。另外，也可通过各类医疗机构和医疗监督机构的一些统计数据或档案资料了解当地居民的健康状况。此外，还可以通过居民健康档案及专门的健康调查来了解这方面的信息。

二是界定公共卫生服务项目。在了解居民整体健康与卫生状况的基础上，政府对公共卫生服务项目做出统一的要求。一般的，各国会在国家层面做出统一的最低要求，各地方政府也可以根据实际情况适当增加或减少一些项目。

三是对公共卫生服务项目进行归类。公共卫生有纯公共卫生和准公共卫生。这种划分是为了明确政府责任和确定购买方式。对于纯公共卫生服务，政府需要承担全部财政责任；

---

① 王峦：《社区公共卫生服务界定的理论原则与方法步骤研究》，载《中国初级卫生保健》，2009 年第 6 期，第 29 页。

而对于准公共卫生服务,则可采取责任分担的方式。不同的卫生服务项目对购买形式的要求也会不同。

四是对公共卫生服务项目的成本与效益进行测算。不仅要对已经开展的服务项目进行成本测算,还要对公共卫生服务项目的效果进行估算,从而选择成本与效益最好的服务项目优先提供。

在以上步骤的基础上,就可以确定公共卫生服务项目的优先顺序。

二、确定向谁购买

政府作出了服务购买的决定后,就要确定向哪些机构购买这些服务。政府购买分为竞争性购买和非竞争性购买两种。理想的政府购买方式应该是竞争性购买方式。一般来说,通过竞争性购买选取服务提供者主要有以下两个步骤:

1. 招标投标

政府需要准备好招标的详细说明文件,将要购买的社区公共卫生服务的绩效标准明确完整地表述出来。这些标准一般是由卫生领域的相关专家起草的。另外,招标要求上还要明确相关的绩效要求、惩罚条款、激励措施等。总之,这些文件不仅要包括详细的服务质量要求、评估标准,还要包括对相关机构的资格要求、授予要求等方面的信息。准备好这些文件之后,就要在相关的媒体上发布。一般在相应的政府招标网站、卫生部门网站、地方报纸等媒体上公开发布。目的是使潜在的服务提供方能知晓,并吸引尽可能多的机构前来投标。

2. 评标和授予

需要成立一个单独的评判委员会来评估相关机构交来的标书。评判委员会的组成人员应该包括卫生领域的专家、政府财政方面的工作人员、卫生部门的工作人员,其中卫生服务方面的专家应该占多数。由评判专家组对投标机构进行综合评价,包括服务提供能力、价格要求、过去的表现等。在综合评价的基础上确定最优的提供者。整个招标投标过程应公开、公正。

实践中,社区公共卫生服务的提供往往因竞争有限而致公开招标并不总是适用。在竞争不足的情况下,非竞争性购买如单一来源购买、竞争性谈判成为常用的购买方式。尽管单一来源购买方式决定了提供方处于垄断地位,没有竞争压力,但采取竞争性合肥管理意味着合同一旦到期,服务提供工作将再次进行公开竞标。这种竞争是短暂的,是市场准入的竞争,或者说是一种模拟竞争,但有竞争总比没有竞争好,这种竞争也会促使服务提供者提高服务质量。另外,在选择卫生服务提供机构时,也应考虑居民的选择和偏好。

三、确定购买形式

政府购买社区公共卫生服务通常采取以下几种形式:合同承包、凭单购买、补助和特许经营。

1.合同承包

合同承包是最典型的政府购买方式。政府相关部门将某些社区公共卫生服务的提供或生产权转给有资质的各种卫生服务机构。政府和服务提供机构之间签订合同,明确各种绩效要求、违约责任、奖惩措施等。政府一般会提前拨付一部分公共卫生启动资金,其余的资金则在绩效考核之后再决定是否拨付。合同承包有合同外包和内部合同两种形式。合同外包是将服务提供转给有资质的其他机构,如民营性或非营利性的社区卫生服务机构。内部合同,也即"内部市场",其实质是在公立卫生服务体系内部部分引进市场机制,模拟市场,将购买方与提供方人为地分离开来,按绩效付款,从而调动供给方的积极性。不同国家和地区,由于卫生体制不同、供给方市场结构不同,可以根据实际情况选择是外包还是内部合同。对于不同的社区卫生服务来说,使用得比较多的是合同承包的方式。

2. 凭单购买

所谓"凭单制",是指有资格接受凭单的个体在特定的公共服务供给组织中"消费"他们手中的凭单,然后政府用现金兑换各组织接受的凭单的一种购买方式。[①] 凭单与补助不同,补助是对生产者的补贴,是补供方;凭单是补贴消费者,是补需方,使消费者在市场上自由选择受补贴的物品。凭单制具有给消费者更多选择权、补助效果好等优点。社区卫生服务领域的凭单购买一般是面向个体的公共卫生服务,儿童计划预防接种、孕产妇产前产后检查、老年人体检、儿童体检等项目比较适合这种购买方式。而面向全体人群的公共卫生服务,如健康教育、传染病监测则不宜用这种方式。因此,要根据社区公共卫生服务自身的特点决定是否采用凭单购买方式。

3. 补助

补助就是政府按照一定的标准,用公共财政资金对公共卫生服务提供机构的成本进行补偿。在实践中,社区公共卫生的补助分为三种:公共卫生服务经费补助、专项社区卫生服务补助和对社区卫生服务机构的人员、房屋、设备等补助。政府补助使社区卫生服务机构的成本得到补偿,居民可以在社区享受到免费的基本公共卫生服务和价格较低的基本医疗服务。

4. 特许经营

因为卫生服务具有较强的专业性,提供公共卫生服务的机构或人需具备特定的资格和条件,所以,政府购买社区公共卫生服务往往采取特许经营的方式,即政府指定特定的服务提供者,在特许期间内,提供公共卫生服务。特许经营方式一般是与其他购买方式结合使用,如与合同外包相

---

① 宋世明:《美国行政改革研究》,北京:国家行政学院出版社,1999年,第148页。

结合、与凭证购买相结合、与补助相结合。与合同外包相结合就是赢得合同的机构在政府的特许安排下从事公共卫生服务的提供工作。在特定的合同期限内,承包商严格按照政府界定的数量和质量标准提供各类公共卫生服务,政府按照承包商的绩效付款。特许经营还可以与凭证购买相结合,政府指定相关的服务提供机构,由居民自行选择服务提供机构。特许经营还可以与补助相结合,政府指定符合资格条件的卫生服务机构提供公共卫生服务,政府对其进行补助。特许经营还经常与用者付费相结合。政府指定卫生服务机构为居民提供某些公共卫生服务,由居民向这些服务提供机构支付全部或部分费用。

四、确定支付方式

按照支付与服务发生的时间先后,可将购买方式划分为前瞻性支付(预付制)和追溯性支付(后付制)。政府与卫生服务机构按照提供的项目、价格等签订合同,预付部分款项,是前瞻性支付;如果采用凭证购买的方式,政府按照服务机构实际提供的服务项目和数量支付费用,是追溯性支付。前瞻性支付方式要求购买者掌握服务提供机构的服务的质量、价格等方面的详细信息,而追溯性支付则要求政府对服务提供机构有良好的考核机制。

表 2-1　不同支付方式对绩效的影响

支付特征	承担风险方	可获得性/财务收入保证	质量	支出	效率	管理简化程度
单项支付法	提供者	＋	＋	＋＋＋		＋＋＋
工资支付法	购买者	＋＋＋＋＋＋	＋＋	＋＋＋	＋	＋＋＋
付费服务法	购买者		＋＋			

每日付费法	购买者		+			+
一例一付法	提供者		++	+++	+++	
总额预算法	提供者	+	++	++	+	+
按人计费法	提供者	+		+++	+++	+
绩效相关法	购买者	+	++	+	+	+

＋：影响是积极的。

（资料来源：Alexander S. Preker and John C. Langenbrunner. ：《明智的支出——为穷人购买医疗卫生服务》，北京：中国财政经济出版社，2006年，第100页。）

支付方式可以分为按人计费、工资支付、总额预算、一例一付等。各种支付方式对服务提供机构绩效的影响如"表2-1"所示。由于各种支付方式都有优势和不足之处，因此购买者经常采取混合的支付方式，如支付人员工资的方式；还有按照服务项目或服务人口支付的。不管采取哪种方式支付，一定要保证支付的及时、足额，才能有利于绩效的提高。

五、确定购买价格

对服务提供者来说，购买价格直接关系对服务提供者的补偿力度，从而影响其提供服务的积极性。对服务购买者来说，价格关系所付资金的多少，关系其能否为公众"做个好交易"。一般来说，购买价格受几个因素的影响：①提供者的支付方式；②信息的有效性——包括成本、数量、产出和用来计算提供者成本的方法；③购买者和提供者的特性——规章环境、提供者自治权、谈判能力和竞争强度。[①]

成本确定是一项专业性较强的工作，对政府而言，不一定

---

① [ ]Alexander S. Preker and John C. Langenbrunner. ：《明智的支出——为穷人购买医疗卫生服务》，北京：中国财政经济出版社，2006年，第105页。

具备这些能力。一个可行的办法是可以委托专门的研究机构，对社区公共卫生服务的成本进行初步核定，政府以此作为与提供方谈判的基础和依据。此外，购买方、提供方的谈判能力如何直接影响价格的确定，市场竞争程度也在一定程度上影响购买的价格。提供主体越多，市场竞争越激烈，相关成本越透明，则定价越有利于购买方。因此，为确定合理的购买价格，政府还需要不断提高合同谈判的能力。

六、对服务提供者进行绩效考核

一般的考核安排包括：确定考核的项目和对象、设立考核机构、明确考核标准和考核实施、考核结果应用等几个方面。应根据社区卫生服务机构承担的任务确定考核内容。一般由政府卫生部门组织考核，也可以委托中介机构或组织社区居民参与考核。在实施考核之前，应该按照当初购买协议的相关要求，明确考核标准。考核标准应具有可操作性，且具体详细。考核的实施，一般采取日常考核和年度考核相结合的方式。常见的考核方法有：现场观察、查看相关资料、抽查服务接受者等。考核结果要明确，将补偿金额与服务提供机构的考核结果挂钩。对于绩效很差的机构，可以考虑取消其提供资格。

七、对服务提供者进行监管

政府购买公共卫生服务，是政府职能的转变，政府由包办者转变为购买者，不再从事具体的服务提供工作。但政府购买并不意味着政府放手不管，政府需要对服务提供者进行监管，以确保这些机构能提供优质的公共卫生服务。政府可以自己从事监管活动，也可以委托第三方独立的机构来从事监管活动。监管可以是定期的，也可以是不定期的。监管的内容包括：市场准入监管、服务质量监管和价格监管。

1. 市场准入监管

公共卫生服务具有较强的专业性,而且涉及面广,影响着大多数居民的健康。因此,服务提供人员必须是专业的符合资质要求的人员。服务机构的设备、场地等必须符合相应的要求。对社区卫生服务中心(站)的设立条件,卫生管理部门已作出了专门的规定。政府要对服务提供机构的资质进行监管,一旦发现不合格者,应立刻取消其服务提供资格。

2. 服务质量监管

政府购买公共卫生服务,政府是购买者,最终要对服务的质量负责。因此,政府需要对相关服务机构提供服务的质量进行监管。政府工作人员进行监督的方式主要有:常规的现场查看、查看提供机构的月/季报告、随机查档案、受理公众投诉等。

3. 价格监管

有些公共卫生服务项目并不是完全由政府付费,而是由政府与居民共同付费或者居民自己付费。社区公共卫生服务的提供机构具有一定的垄断性,如果政府对其监管不严,则可能出现提供者提高价格而损害公众利益的现象。政府相关部门应对各提供机构的收费情况进行日常监管,对违反相关收费规定的机构进行惩罚。

第三节 政府购买社区公共卫生服务
的若干理论

政府购买社区公共卫生服务的理论包括公共产品理论、委托代理理论、交易成本理论和卫生服务战略性购买理论。

一、公共产品理论

1.公共产品理论的起源

公共产品理论的起源可以追溯到 17 世纪的英国学者霍布斯。[①] 1651 年,霍布斯在《利维坦》一书中认为,公共产品是供个人享用的,个人是难以提供的,只能由政府或集体来提供。1739 年,英国哲学家休谟在其著作《人性论》中用著名的"公共草地排水"的例子来说明"搭便车"现象,他认为,在人数少的情况下,容易形成一致的行动;而在人数多的情况下,集体行动是很困难的,也是不可能的,如修建桥梁、海港,修筑城墙、挖掘运河等,就需要政府的行动。[②] 1776,亚当·斯密在《国富论》中对政府职能问题进行了更加深入的分析,阐述了公共产品的类型、提供方式、资金来源等问题,并认为政府是充当守夜人的角色,提供最低限度的公共产品和服务。因此,亚当·斯密和休谟的思想可以被视为公共产品理论的雏形。

2.公共产品理论的发展

对公共产品理论进行开创性研究的当属美国经济学家保罗·萨缪尔森。他在 1954 年和 1955 年相继发表了《公共支出的纯理论》和《公共支出理论图解》两篇著名的文章,对"公共产品"概念做了经典性的表述:"公共产品是这样的物品:扩展其服务给新增消费者的成本为零、且无法排除人们享受的物品。"[③]这个定义被人们沿用至今。萨缪尔森认为,当公共产品市场中配置资源的价格体系缺失时,政府就变成这个市

---

① 张宏军:《西方公共产品理论溯源和前瞻——兼论我国公共产品供给的制度设计》,载《贵州社会科学》,2010 年第 6 期。

② [英]休谟:《人性论》,关文运译,北京:商务印书馆,1980 年,第 579页。

③ [美]保罗·A·萨缪尔森,威廉·D·诺德豪斯:《经济学》,北京:机械工业出版社,1998 年,第 36 页。

场的主要配置者,或者由政府的公营企业来垄断提供,也即公共产品应该由政府提供。此后,公共选择理论的代表人物布坎南在萨缪尔森等人研究的基础上进一步完善了公共产品理论。在《俱乐部的经济理论》一文中,布坎南认为,萨缪尔森定义的公共产品是"纯公共产品",而现实社会中大量存在的是纯公共产品和私人物品之间的"准公共产品"。布坎南提出了"俱乐部产品"理论,讨论关于公共产品的不纯粹性和复杂性的问题。布坎南对公共产品理论的贡献在于进一步拉近了公共产品理论和实践的距离,并提出了公共产品私人提供的观点。

3. 公共产品理论的新发展:公共产品的私人供给

起初,经济学家们认为公共产品在消费上具有非竞争性和非排他性的特点,加上私人部门的趋利性,使得私人无法有效供给,而依赖政府供给。新古典经济学从公共产品的外部性来理解公共产品的政府供给。外部性(externality),又称"外部效应"、"溢出效应"、"外部影响",是指市场活动给无辜的第三方造成的成本。换句话说,外部性就是指社会成员(包括组织和个人)从事经济活动时,其成本与后果不完全由该行为人承担,也即存在行为举动与行为后果的不一致性。外部性分为正的外部效应和负的外部效应。正的外部效应是指某个社会成员或组织从事某种活动,对整个社会有益,但社会却不用负担成本;负的外部效应是指某个社会成员或组织在从事某种活动中受益,而社会却需要承担一定成本。前者如教育、传染病控制等活动,后者如环境污染治理。新古典经济学认为,由于公共产品具有外部性的特点,依靠市场无法有效提供,因此,必须由政府来提供。

而以科斯为代表的新制度经济学派将交易费用和外部性理论结合起来进行分析,得出的结论是,只要有清楚界定的产权,通过自由交易,以利润最大化为原则,就可以导致资源的最有效配置,结果可能会比政府干预效果更好。将这一理论用于探讨公共产品的提供方式,就要比较政府提供与市场提供的交易费用,以效用最大化为原则,选择最有效率的提供方式。因此,按照新制度经济学的观点,没有固定的产品提供方式,要根据技术、制度(交易费用和产权)等约束条件选择最优的生产模式,这为公共产品的私人供给提供了理论依据。之后,科斯在《经济学中的灯塔》一文中考察了英国17~18世纪港口灯塔的供给方式,结论是灯塔的服务可以由私人提供。除了科斯之外,戈尔丁、德姆塞茨等人也论证了公共服务私人生产的可能性。另外,如前所述,以布坎南为代表的公共选择学派重新对公共产品的类型进行了研究,倡导通过市场化的方式来提供公共产品。

从对公共产品理论的分析可知,公共产品是具有非竞争性、非排他性、不可分割性的产品。现实生活中,许多产品是介于纯公共产品和私人产品之间的混合产品,称为"准公共产品"。社区卫生服务内容绝大部分是具有公共产品或准公共产品属性的。按照传统公共产品理论的观点,社区公共卫生服务具有较强的正外部性。如一个人注射了卡介苗,就不会得肺结核病,则对周围的人是有利的,但成本需要自己承担。在市场机制下,个人注射疫苗的激励不足,出现了市场失灵,不利于整个社会卫生水平的提高。因此,政府应当承担提供社区公共卫生服务的责任。同时,随着经济社会的发展,社区公共卫生服务的项目会有所变化和发展,应该根据各地经济社会发展的状况,来确定社区公共卫生服务的内容,并随着经济社会的发展,及时进行调整。公共产品理论的新发展也表明,尽管政府在卫生服务领域需要承担一定的职责,但不一定要由政府来直接提供。政府可以通过购买服务的方式,由私人部门或其他机构来提供。

表 2-2　社区卫生服务的属性

内容分类	项目	纯公共产品	准公共产品
社区健康信息统计	健康档案建立	√	—
	生命调查	√	—
	社区居民健康调查	√	—
	健康档案维护管理	√	—
健康教育	提供健康教育资料	√	—
	设置健康教育宣传栏	√	—
	开展公众健康咨询服务	√	—
	举办健康知识讲座	√	—
	重点人群健康教育	√	—
传染病和突发公共卫生事件报告与处理	传染病疫情和突发公共卫生事件风险管理	√	—
	传染病和突发公共卫生事件报告、核实和统计	√	—
	传染病漏报调查	√	—
	传染病疫情处理	—	√
	重点传染病监测	√	—
	传染病访视		
	传染病预防宣传		
免疫接种	预防接种建卡	—	√
	计划疫苗接种	—	√
	有偿疫苗接种	—	√
	应急接种与强化免疫	—	√
	计划免疫资料统计评价与管理	√	—
	预防接种反应及处理	—	√
	免疫接种宣传与咨询	√	—
慢性非传染病防治	人群血压测量	√	—
	慢性病普查	√	—
	慢性病病人管理	—	√
	慢性病访视	—	√
	慢性病防治健康教育	√	—

内容分类	项目	纯公共产品	准公共产品
结核病防治	结核病病例的发现与报告	√	—
	结核病人短程化疗	—	√
	结核病人访视	—	√
	肺结核健康教育	√	—
性病艾滋病防治	性病、艾滋病健康教育	√	—
	性病、艾滋病病例登记报告	√	—
精神病防治	精神病人登记报告	√	—
	精神病人访视	—	√
	精神病防治宣教	√	—
眼病、牙病防治	眼病牙病健康教育	√	—
	口腔卫生保健	—	√
	视力检查	—	√
	社区人群摸盲/定盲	√	—
妇幼保健	围产期保健	—	√
	早孕初查并建册	—	√
	孕中期健康管理	—	√
	孕晚期健康管理	—	√
	高危孕妇筛查	—	√
	孕产期保健指导	—	√
	产后访视	—	√
	产后体检	—	√
	妇科常见病预防	—	√
	更年期妇女保健指导	—	√
	新生儿家庭访视与建卡	—	√
	新生儿满月健康管理	—	√
	3—6月幼儿健康服务	—	√
	4—6岁儿童健康服务	—	√
	托幼机构卫生保健指导	√	—
	儿童各期常见病防治	—	√
	儿童各期卫生保健宣教	√	—

内容分类	项目	纯公共产品	准公共产品
老年保健	老年人生活方式和健康状况评估	√	—
	老年人健康体检与辅助检查	—	√
	老年人健康指导	√	—
	老年慢性病防治	—	√
社区康复服务	社区康复教育指导	—	√
计划生育技术指导	避孕节育技术指导	√	—
	计划生育药具的发放	√	—
	宫内节育器随访	—	√
社区医疗	热线电话	—	√
	医疗咨询	—	√
营养与食品卫生	食品卫生与营养宣教	√	—
	特殊人群营养饮食指导	—	√
	碘缺乏病监测	√	—
	食品安全信息报告	√	—
医疗	健康体检	—	√
病媒消毒管理	城市害虫虫情监测	√	—
	害虫处理技术指导	√	—
	家庭病床消毒监测	—	√
	托幼托老机构预防消毒管理	—	√
环境与职业卫生	从业人员健康档案	—	√
	饮用水安全检测	—	√
	居民卫生环境健康教育指导	—	√
	企业卫生监测采样	—	√
	职业卫生咨询指导	—	√
	职业病病人访视	—	√
寄生虫病防治	肠道寄生虫病防治	—	√
	"三病"检疫管理	√	—
	疟疾四热病人监测	√	—
	丝虫病防治	—	√

内容分类	项目	纯公共产品	准公共产品
学校卫生	学校基本情况建档	√	—
	学校传染病防控	—	√
	学校饮用水安全	—	√
	学生常见病防治	—	√
	学生营养保健	—	√
	学生健康教育	√	—
卫生监督	非法行医与非法采血信息报告	√	—

二、委托—代理理论

委托—代理理论是研究委托—代理关系中存在的合同问题及其解决方法的理论。它以经济学中的"经济人"假说为核心,研究委托人和代理人之间在存在利益冲突和信息不对称的情况下,委托人如何设计最优合同,以激励代理人。委托—代理理论最初是在解决私人部门的问题中出现的。20世纪30年代,美国经济学家伯利和米恩斯因为洞悉企业所有者兼具经营者的做法存在着极大的弊端,于是提出委托—代理理论,倡导所有权和经营权分离,企业所有者保留剩余索取权,而将经营权利让渡。

委托—代理理论的主要观点是:委托代理关系是随着生产力的发展而产生的。生产力发展使得分工进一步细化,权利的所有者由于知识、能力和精力的原因不能行使所有的权利了;另一方面专业化分工产生了一大批具有专业知识的代理人,他们有精力、有能力行使好被委托的权利。但在委托—代理的关系中,委托人与代理人都是理性的"经济人",各自都追求利益的最大化,委托人追求的是自己的财富最大化,而代理人追求的是自己的工资收入和其他福利的最大化,委托人和代理人之间有利益冲突。如果没有有效的制度安排,代理人的行为很可能最终损害委托人的利益。

为了控制可能的风险,委托人需要对代理人的行为进行激励和监管。一方面,委托人要设计一种激励机制来保证代理人努力工作。奥尔森所提出的"选择性激励"是一个不错的方法。这种激励措施会驱使理性个体采取有利于集团的行动。但激励必须是"选择性的"。这些"选择性的激励",既可以是积极的,也可以是消极的,就是说,它们既可以通过惩罚来强制个体履行义务,也可以通过奖励来对个体进行诱导。① 建立代理人的"声誉"激励机制和失信惩戒制度。比如,在选择代理人时,要考虑代理人的声望,也要有威胁的措施,倘若代理人隐瞒信息或损害委托人利益,就应及时终结委托—代理关系。另外还要对代理过程实行监管,通过强制性手段使得代理人的行为尽可能符合委托人的期望。

政府购买社区公共卫生服务是政府与符合资质的社区卫生服务机构签订委托合同,通过绩效考核核定补偿的一种新型服务提供方式。在政府购买社区公共卫生服务模式下,至少存在两种委托—代理关系:

第一种委托—代理关系发生在作为需方的公众和政府之间,公众是委托人,政府是代理人,政府代替公众作出购买的决定。在这一关系中,最关键的问题是代理人的购买决定在多大程度上反映了消费者和公众的需要与选择。② 一方面,居民的健康状况、健康需求决定了政府要购买的项目内容,直接影响着政府对卫生服务的投入力度与方向。消费者和公众对代理人的影响概括起来有"发言权"和"选择"两种。③ "发言权"是指居民可以通过各种政治、管理和法律手段影响政府的购买决策,换言之,以民主的方式向政府反映自己的需求。而"选择"

---

① [美]曼瑟尔·奥尔森:《集体行动的逻辑》,陈郁等译,上海:三联书店,1995年,41—42页。
②③胡敏:《农村基本医疗卫生服务的购买策略研究》,上海:复旦大学博士学位论文,2011年第37页。

是指居民通过市场手段影响购买者的行为,即公众可以选择不同的服务提供机构,从而影响政府的购买行为。另一方面,政府作为代理人和公共卫生服务提供者,负责卫生服务投入,其投入多少由居民需求决定,政府要把满足居民健康需求、实现基本公共卫生服务的均等化作为基本目标。

第二种委托—代理关系发生在政府与社区卫生服务机构之间。政府是购买方和委托人,社区卫生服务机构是代理人,政府委托社区卫生服务机构提供社区公共卫生服务,并根据代理机构提供服务的数量和质量支付相关费用。在这一关系中,最关键的问题在于提供方能否提供购买方所需的服务,作为购买方的政府如何影响提供方所提供的服务。按照委托—代理理论的观点,政府与提供方都是独立的利益主体,但彼此都具有不同的利益倾向,并且存在信息不对称的问题,进而有可能产生道德风险和逆向选择问题。"道德风险"是指代理人签订合约后采用隐藏行为,由于代理人和委托人信息不对称,而给委托人造成损失的现象。"逆向选择"是指代理人知道自己的类型,委托人不知道(因而信息是不完全的),委托人和代理人签订合同。作为委托人的政府可以使用一系列的补偿、支付、合同、监管及控制手段对代理人的行为施加影响,从而确保代理人能够提供优质低价的社区卫生服务。在政府购买社区公共卫生服务的模式下,政府影响服务提供方的最有力的措施是合同的签订和支付方式的选择。合同内容包括购买的方式、双方的风险和责任分担,具体有政府购买哪些服务、以何种价格购买、如何评估提供方的业绩、双方的权利与义务等。支付方式对提供方有激励、调控和制约作用,对社区卫生服务机构的行为具有重要的影响,同时对社区卫生组织、市场结构也有一定的影响。此外,提供方的组织性质和环境(公立或民营,垄断或竞争)及内部管理机制(如对员工是否实行绩效工资)也会影响提供方对购买方所运用的支付工具的反应,从而对这一委托—代理关系产生影响。①

三、交易成本理论

交易成本泛指所有为促成交易发生而形成的成本,可以扩大到包括度量、界定和实施产权的费用、维护交易秩序的费用等。交易成本的思想最早是由科斯提出来的。1937年,他在《企业的性质》一文中指出:"……价格机制本身是有成本的。"②1960年,在《社会成本问题》中,科斯又进一步指出,市场交易中不存在成本是不现实的,搜寻交易信息、合同谈判、监督合同的履行,这些都需要成本,并且"这些操作的成本常常是极端和充分的高昂,至少会使许多在无需成本的定价制度中可以进行的交易化为泡影"。③ 科斯关注了交易成本,但没有明确提出"交易成本"的概念。此后,奥利佛·威廉姆森、阿尔钦安和德姆塞茨、道格拉斯·诺斯等学者进一步发展了交易成本理论。在后科斯时代,似乎存在四种交易费用经济学:①威廉姆森的相对静态的交易费用经济学,主要研究经济交易中存在的交易费用如何影响治理结构的选择;②诺斯的动态的交易费用经济学,主要考察在较长的时间中各种制度安排是如何影响交易费用,进而影响经济绩效;③阿尔钦安和德姆塞茨的内部组织的交易费用分析;④奥奇(Ouchi,1980)的包括了宗族因素的交易费用经济学。④ 在这四种交易费用经济学中,威廉姆森的静态交易费用经济学影响最大。

---

① 胡敏:《农村基本医疗卫生服务的购买策略研究》,上海:复旦大学博士学位论文,2011年,第38页。

② [美]奥利佛·威廉姆斯、斯科特·马斯腾:《交易成本理论》,北京:人民出版社,2008年,第7页。

③ 盛洪:《现代制度经济学》(上卷),北京:中国发展出版社,2009年,14页。

④ 马骏,叶娟丽:《西方公共行政学理论前沿》,北京:中国社会科学出版社,2001年,第50页。

威廉姆森认为，交易成本在经济中的作用相当于物理学中的摩擦力，治理机构是节约成本的关键。[①] 因此，威廉姆森的交易费用经济学主要是研究交易各方如何保护他们自己免受交易关系中各种风险的危害，并设计各种治理结构来解决这个问题。他的交易成本理论主要内容包括：分析交易成本的基础、交易成本的分析工具、针对不同交易的治理策略。威廉姆森从有限理性和机会主义两个维度出发，提出了交易成本理论对人性的假定，即"契约人"。有限理性是区别于主流经济学的"经济人"假定，认为人虽然是理性的，但理性是有限的。而机会主义包括事前的机会主义和事后的机会主义。事前的机会主义如在签订合同前，隐瞒某些信息，从而签订对自己有利的合同；而事后的机会主义如逃避责任、不履行合同等。因此，合同是不完全的，合同的制定与实施都需要相应的费用。威廉姆森的交易成本理论将交易作为分析的工具和单位，强调交易具有三个特征：不确定性、交易的频率、资产专用性。不确定性是由于交易过程中信息缺乏或信息扭曲导致的不确定性。交易的频率是指交易发生的次数。资产的专用性是指一种资产一旦形成，就只有一种用途，不能转作他用。采用何种形式进行交易，要依据商品的这三个特征来综合考虑。比如，交易次数频繁，双方就会想办法建立一个治理结构，进行内部生产，降低交易成本。一项资产的专用性越高，它被用作其他用途时的价值就越低，拥有专用性资产的一方在谈判中容易受到要挟，合同的谈判与执行就困难，交易成本就升高。因此，资产专用性越高越倾向于内部生产。所以，在威廉姆森看来，经济组织就是将特征不同的交易与成本和能力不同的治理结构以一种能够将

---

① ［美］奥利弗·威廉姆森：《资本主义的经济制度》，北京：商务印书馆，2002年，第31页。

交易费用最小化的方式区别地组合起来。[①]

　　按照交易成本理论的观点,公共部门在某些情况下可能会基于市场偏好、效率和质量标准,通过签订合同而不是用内部生产的方式来提供公共产品,因为交易产生的成本较之于政府直接提供产生的成本要低。在社区卫生服务领域,早期是政府直接提供,财政直接投入,政府养人办事,但这种内部生产的方式普遍存在效率低、服务差的问题。目前,国内外许多地方通过政府购买的方式来提供社区公共卫生服务,尽管也会产生新的信息成本、议价成本、签约成本、执行成本、监督成本、违约成本,但较之于之前的内部生产方式,能够在一定程度上降低总的交易成本,具有一定的优越性。但交易成本理论也表明,政府购买的操作过程并不简单,因此,在购买过程中,要完善合同安排,加强对服务提供者的监管,应尽可能地减少交易成本。

四、卫生服务战略性购买理论

　　从公共管理学科之社会医学的角度看,政府购买社区公共卫生服务的理论基础来源于卫生服务的战略性购买理论。近十多年来,卫生服务购买理论兴起并逐渐受到各国和地区的重视。世界卫生组织对"卫生服务购买"的定义是:将筹集到的公共资金付给供方以获得一系列特定或非特定卫生服务或活动的过程。[②] 这是广义上的政府购买卫生服务,包括两重含义:一是政府利用一般性政府收入及保费直接向自己下属的卫生服务提供者下拨预算(购买方与提供方合一);二是制度上独立的购买机构(如医保基金或政府机构)代表全体或特定群体向服务提供方购买服务(购买方与提供方分离)。第二种是狭义的

---

　　① 转引自马骏,叶娟丽:《西方公共行政学理论前沿》,北京:中国社会科学出版社,2001年,第50页。

　　② WHO. The World Health RePort 2000. Health Systems:ImProving Performance. Geneva,2000.

卫生服务购买。目前,国际卫生领域出现了一种趋势:第一种购买模式逐渐向第二种购买模式转变。第二种模式的主要特征是购买与提供分离。

1. 卫生服务购买与提供分离

公共卫生服务一般是提供公共产品或准公共产品服务,政府往往承担提供的主要责任。政府通过公共资金的筹集和使用,保证了对公共卫生服务的充足供应。政府承担责任的方式可以是直接组织生产提供,也可以是出资购买(狭义)。究竟是购买还是直接组织生产,取决于哪种模式在提供产品时更有效率。随着新制度经济学尤其是交易成本理论以及公共管理学中新公共管理理论的兴起,卫生服务领域购买与提供分离的理论和实践也逐渐兴起。2000年,世界卫生组织报告《改进卫生系统绩效》提出,要将"战略性购买"作为主要的改革策略,对服务提供方进行有效的经济资源配置。近些年来,一些国家相继实行了服务购买与服务提供分离的方式。购买方由地方政府担任,或者由政府注资或委托的独立购买机构或保险机构担任。在英国,购买机构由政府委托的独立机构承担,最初是全科医生基金持有者,后来改为由初级卫生保健基金会担任。在西班牙、芬兰、意大利等国家,地方政府直接担任卫生服务的购买者。服务提供方可以是各种类型的卫生服务提供机构。如果服务提供方是公立卫生机构(如英国主要是这种模式),这种购买模式又被称为"内部市场",即在公立卫生服务系统内部,人为地划分出购买方和提供方,购买者根据服务提供方的绩效进行拨款,从而促进服务提供方之间的竞争,达到提高绩效的目的。服务提供机构也可以是其他组织,即将公立机构以外的私立营利性或非营利性机构也纳入购买行列,[①]这种购买方式

---

① Busse R, Figueras J, Robinson R, etal. Strategie Purchasing to lmProve Health System Performance :Key Issues and International Trends. Health care PaPers,2007,8(SP):62— 76,

也可以视为合同外包或民营化。无论是内部购买还是合同外包，都是将服务购买与提供分离，实质上是在卫生服务系统内部引进市场机制，调动提供方的积极性。只不过在"内部市场'模式下，政府购买是一种模拟市场机制或"准市场机制"，而在外包模式中，市场机制的作用更多一些。

2. 卫生服务的战略性购买

世界卫生组织 2000 年卫生报告《改进卫生系统绩效》指出："为了保证预付资金尽可能获得最好的投资价值，必须以战略性购买来代替预算持有者和服务提供者合一的许多传统做法。预算持有者将不再是被动的财务中介人，战略性购买意味着对公立或私营的服务提供者采取一套相互关联的奖励措施，以鼓励他们有效地提供重点干预措施。"[①]战略性购买也即主动购买，而非被动性购买或消极性购买。通常被动性购买或消极性购买是指简单的回顾性支付，是指遵循预先制定的预算方案来购买或者仅是简单地支付已产生的各种账单，即事后埋单。[②] 消极性购买往往造成费用上涨或质量下降，影响卫生系统的绩效。有计划的战略性购买面临三种挑战：购买哪些卫生服务项目、从哪里购买及怎样购买。有计划的购买需要先寻找最佳的卫生服务提供方，制定理想的支付机制，然后再进行购买。与传统的被动性购买相比，战略性购买内涵更丰富。

首先，战略性购买强调关注公众的健康需要，即购买的目的是为了满足需要。"没有任何一个卫生体制能够满足所有这些需求，即使在富裕国家也是如此。所以我们必须明确地选择

---

① WHO:. The World Health Report 2000. Health Systems: ImProving Performance. Geneva, 2000.

② 刘军民:《关于政府购买卫生服务改革的评析》, 载《华中师范大学学报》(人文社科版), 2008 年第 1 期, 第 36 页。

哪些服务应该作为重点"。① 政府购买的卫生服务不仅包括公共卫生服务,也包括一些基本医疗服务。在确定购买服务项目时,政府或政府委托的购买方要通过各种方式了解公众的需求和期望,根据当地居民的健康状况和政府的财政能力确定要购买的卫生服务项目。

其次,关注政府购买的效果和产出。战略性购买意味着政府转变了投入思路,由以往关注投入转向更多地关注结果,从基于预算分配转向基于产出购买。政府购买卫生服务的目的是有效地配置卫生资源,实现居民健康收益最大化。因此,战略性购买非常关注哪种服务更有效果、更能满足公众的健康需求,从而决定购买资金的去向。"在卫生体制中,应该加快把资源从那些成本—收益差的干预转向成本—效益好的干预"。②

第三,战略性购买关注对提供方的激励。战略性购买的一个重要目的就是用最理想的支付机制和合同安排来调动服务提供方的积极性。常见的支付方式有分项预算、全局预算、人头税和收费服务等。这些不同的支付方式在满足预防卫生问题、提供服务、对合理期望作出反应、控制成本这四项目标方面具有不同的功效。③ 因此,购买者要根据实际情况选择合适的支付方式。合同在一定程度上是对购买双方权利和义务的一种约束和保障,不同的合同安排就会对服务提供者形成不同的激励,从而促使服务提供者改善服务质量,提高绩效。

第四,战略性购买意味着政府角色的转变。政府部门从服务提供者与出资者合一的角色转为服务的购买者和监管者,由

---

① WHO:. The World Health Report 2000. Health Systems: ImProving Performance. Geneva,2000.

② WHO:. The World Health Report 2000. Health Systems: ImProving Performance. Geneva,2000.

③ WHO:. The World Health Report 2000. Health Systems: ImProving Performance. Geneva,2000.

命令控制转为引导和协调。^① 这样，政府可以集中精力从事筹资、监管等工作，而把具体的卫生服务提供交给其他专业机构完成，从而发挥各自的特长和优势。

3.卫生服务购买的机制与效果

战略性购买是购买主体代表需方向提供方分配资金以获取需方所需的卫生服务的过程。战略性购买需考虑买什么、向谁购买及怎样购买的问题。这一过程涉及购买方、需求方、供给方。战略性购买理论强调政府在购买服务方面应当承担的责任，"应当对公民健康照顾负责"，"就有效的管理工作而言，其主要的作用是监管或委托，应遵循'少吵吵嚷嚷，多出点子'的忠告"。^② 因此，与一般购买不同，战略性购买强调购买过程中政府的监管作用。

近年来，卫生服务领域在倡导战略性购买的同时，也加强了对战略性购买效果的相关理论研究。卫生服务战略性购买过程十分复杂，至少涉及政府、公众、提供方三方关系。在有的安排中，政府还委托一个独立的购买机构进行，从而使三方关系演变为政府、购买方、提供方、需求方的四方关系。因此，战略性购买十分复杂，其成效如何受到多种因素的影响。如是由政府购买还是由独立的机构进行购买、政府或购买方采取何种方式了解公众的需求、能在多大程度上代表作为需方的公众的利益、购买方对提供方采取了何种激励机制等，这些都会影响购买的效果。此外，购买效果还受到资金筹集机制、供给方的市场结构、管理环境等这些背景因素的影响。^③ 因此，有学者认

---

① WHO. The World Health Report 2008. Primary Health Care: NOW MoreThan Ever. Geneva, 2008.

② WHO:. The World Health Report 2000. Health Systems: ImProving Performance. Geneva, 2000.

③ Yip WC, HansonK. Purehasing Health Care in China: Experiences, Opportunities and Challenges. Health Economies and Health Serviees Research, 2009, 21: 197 — 218.

为,对购买结果产生影响的因素包括:政治经济环境、利益相关者因素、购买政策(包括资金筹集机制、风险分担机制、购买机制)、提供方的组织结构(组织形式、结构、激励环境)、制度环境(法律、法规、程序、惯例)、管理能力等。在设计和实施卫生服务购买策略之前要考虑这些问题。[1]

---

① Preker AS, LiuXZ, Velenyi EV, etal, (eds). Public Ends, Private Means: Strategie Purchasing of Health Services. Washington, D. C.: TheWorldBank, 2007.

第三章　政府购买社区公共卫生服务的兴起

　　本章先介绍政府购买社区公共卫生服务模式在国外的起源与发展，以及一些国家的实践情况，然后介绍我国对政府购买社区公共卫生服务问题的探索和典型地区的做法，最后总结国内外政府购买社区公共卫生服务的经验。

第一节　国外政府购买社区公共卫生服务的演进

　　政府购买社区公共卫生服务的实践首先起源于西方发达国家，然后逐渐扩展到一些发展中国家。

一、国外实践的起源与发展

　　20世纪70年代末80年代初，英国、新西兰等国家掀起了声势浩大的新公共管理运动，随后这场政府改革运动波及美国、德国、法国等其他发达国家，最后又推动了一些发展中国家的政府改革运动的发展。新公共管理运动的一个重要内容就是扩大市场的作用，在传统上由政府提供物品和服务的领域引进市场竞争机制，实行合同外包、凭单制、特许经营等方式，由其他社会组织来提供公共服务，代替政府的直接提供。这些民营化的治理方式受到了各国的关注和重视，其应用范围不断扩大。早期，民营化的领域主要有自来水、电力、机场、港口、铁路、银行、证券、桥梁、道路、燃气、公交、污水处理、垃圾收集、街道清扫等。之后，民营的范围进一步扩大，扩大到医疗卫生、教育、消防、监狱、警察等"软部门"。这些部门的产品和服务的提供有很强的专业性、对数量和质量要求的模糊性及需要的紧急性等特征，操作起来比其他领域难度大。

因此，与其他领域的民营化或服务购买相比，政府购买社区卫生服务起步较晚。即使在新公共管理运动的发源地英国和新西兰，也是在 1991 年才开始进行的。改革前，英国和新西兰实行的都是国家主导的医疗卫生体制，国家通过公立卫生机构免费向公众提供包括社区卫生在内的所有医疗卫生服务。然而，这种体制使卫生机构的服务效率低下，导致患者不满情绪增加，同时，也造成了医疗资源的浪费等。因此，当两国具有保守倾向的政党执政后，都采取了"内部市场"的改革措施，采取强制性招标方式选择服务提供者，政府与服务提供者之间签订短期合同。但之后，由于过度竞争带来的巨大浪费、卫生服务领域竞争的缺乏及政党更迭等原因，两国都相继放弃了强制性招标的方式，而用长期合同代替短期合同。但两国仍采取购买与提供分离、按照绩效付款的方式，从而调动了卫生服务机构的积极性。在美国，地方政府采取合同外包的方式将公共卫生外包给其他机构。在澳大利亚，政府设立社区卫生服务机构来弥补现行医疗卫生体系的不足，并采取购买服务的方式核定对社区卫生服务机构的补助。政府还从民营卫生机构和家庭医生那里购买部分公共卫生服务。

2000 年，世界卫生组织报告指出，要改进卫生系统的绩效，就要将卫生服务提供与卫生服务购买分离，并实行战略性购买。受发达国家卫生服务领域改革的影响，在世界卫生组织及其他国际组织的推动下,一些发展中国家也开始进行购买卫生服务的实践。如柬埔寨、孟加拉国、玻利维亚等,政府购买孕妇、儿童的营养与保健服务和免疫服务;在印度,政府购买肺结核防治服务;在马达加斯加和塞内加尔,政府购买社区营养服务。[1] 但与发达国家的政府购买相比,这些发展中国家政府购买的规模小,购买的服务内容少,购买的主要是一些基本的公共卫生服务项目。并且,有些购买是在国际组织的直接要求下进行的,比如有些国际组织就要求,若接受国际组织的卫生援助资金,政府就需要向非营利组织购买服务,而不是自己提供服务。与发达国家的实践相比,发展中国家在购买卫生服务方面起步晚,经验不足。而发达国家经过多年的探索,已经积累了许多成功的经验。

二、典型国家的实践

我们选取的典型国家包括英国、新西兰、澳大利亚和美国。其中,英国和新西兰是较早实行卫生服务"强制性招标"的国家,美国是公共卫生服务合同外包的典型,而澳大利亚则是公立社区卫生服务高度发达的国家。

1. 新西兰

新西兰实行以免费医疗为主的医疗保健制度。政府用税收收入投资卫生事业,为全民提供普遍的健康服务。自1970年末开始至今,为改进卫生服务提供、节约资金,新西兰进行了几次大规模的卫生改革。如1991年实行的"内部市场"制,由四个大区卫生局出面向卫生服务机构购买公民所需的所有卫生服务。由于实行严格的竞争性购买,有学者称这不是简单的"内部市场",而是公共和私人部门的提供者为获得公共购买者

---

[1]　Benjamin Loevinsohn，April Harding：Contracting for the delivery of community health services：a review of global experience,，2004，the Word Bank，1818Hstreet，NW，Washington，DC，20433，P1－34

的合同而展开的竞争。[①] 1997 年,为促进公共卫生服务的公平发展,避免过度的商业化,合作取代了竞争,强制的竞争合同条款被删除,但购买与提供分离模式被保留下来。如今,四个大区卫生局被 21 个地区卫生局所代替,地区卫生局可以自己提供卫生服务,也可以向其他机构购买卫生服务。

(1)新西兰社区卫生服务机构

为保证卫生服务提供的公平性,控制卫生服务支出,新西兰从 2001 年起实施初级卫生保健战略,设立初级卫生保健组织(Primary Health Organizations,PHOs)。新西兰社区卫生服务机构以政府主办的初级卫生保健组织为主体,包括社区卫生服务中心、社区康复机构、社区健康教育机构、临终关怀中心等,这些机构提供基本免费的社区卫生服务。初级卫生保健组织由家庭医生、护士、毛利卫生工作者、健康促进人员、营养学家、药剂师、理疗师、心理学家和助产士等组成,向社区居民提供社区公共卫生服务和基本医疗服务。2008 年,新西兰有 82 个初级卫生保健组织,全国 400 万居民中有 94% 的人参加了其中的一个组织。[②] 2011 年 7 月,有 32 个大小和结构不同的初级卫生保健组织(不包括 South Canterbury 地区卫生局的初级和社区服务处。2010 年 5 月,South Canterbury 地区卫生局用初级和社区服务处接管了这个地区的初级卫生保健组织)。[③]初级卫生保健组织自己提供社区卫生服务或者由其会员提供。地区卫生局根据当地人口的实际需求对初级卫生保健组织进行补助,家庭医生、社区护士等卫生服务提供者接受政府补助,从而提供价格较低的服务。而在政府举办的社区卫生中心,其

---

① Toni Ashton:Continuity through change:The rhetoric and reality of health reform in New Zealand,Social Science & Medicine Vol. 61,2005,p255.

② 世界卫生组织 2008 年报告:《初级卫生保健:过去重要,现在更重要》,见世界卫生组织网站,www. who. int

③ 见新西兰卫生部网站:www. moh. govt. nz

儿童免疫接种、年度糖尿病检查、20岁以下性健康咨询、新患者健康评估等服务全部免费。对于家庭诊所、私人及非营利组织等主办的其他社区卫生服务机构,政府以合同购买方式购买其部分服务。[①]

(2)社区卫生服务的主要内容

自2000年改革以来,社区卫生服务逐渐成为新西兰卫生服务的主体,社区卫生服务的费用占卫生总费用的一半以上。新西兰社区卫生服务的内容包括:全科医疗、社区护理、妇幼保健、健康教育与健康促进、精神卫生、康复、生殖健康、临终关怀等。一些卫生服务项目与社区卫生服务结合使用,如慢性病控制、疾病筛查、毛利人等少数民族健康服务等。

社区卫生服务项目的确定受到中央的影响和控制。由于采取地方治理模式,新西兰地区卫生局要根据卫生部的要求制定短期和中期计划。国家卫生战略、初级卫生保健战略、毛利人战略等中央政策成为各地区卫生局战略制定的依据。2000年,国家卫生战略提出了13项人口健康目标。[②] 地区卫生局在确定本地卫生优先项目时要受中央所列举的优先项目的影响。

新西兰还采取了一系列的措施,保证社区参与当地卫生事业发展的决策。国家卫生部要求地区卫生局每三年进行一次卫生需求评估(Health Need Assessment),这些评估主要是针对居民从优先卫生服务中获得好处的能力展开的,因此,地区卫生局根据当地居民的特殊需要进行决策时,卫生需求评估就成了很好的依据。除了卫生需求评估之外,2000年的《公共卫生和残障法案》还制定了三种机制,以确保社区在当地卫生决策中发挥作用。三种机制是选举地区卫生局成员、地区卫生局

---

① 金生国等:《新西兰社区卫生服务考察报告》,载《中国全科医学》,2005年第5期,368页。

② The New Zealand Health Strategy(2000),见新西兰卫生部网站,www. moh. govt. nz

会议向公众公开、为地区卫生局战略计划提供咨询。这些措施保证了卫生当局能够提供符合本社区居民要求的卫生服务。

(3)社区卫生服务的筹资及支付

新西兰社区卫生的资金来源主要是政府。新西兰卫生开支占国内生产总值的比重由1998年的8.5%上升到2008年的9.8%。2010年至2011财年,政府在医疗方面的支出达到135亿新元。在政府医疗卫生支出中,有一半以上的投向了社区卫生服务领域。卫生部每年向地区卫生局拨付资金,卫生部与地区卫生局之间签订相应的资金提供协议,地区卫生局再按照人口向初级卫生保健组织进行资助。社区居民在家庭医生诊所或其他私立卫生机构接受某些卫生服务,政府会给予这些卫生机构一定的补助。按人头付费是新西兰卫生费用分配的主要方式。政府购买服务的支付方式也非常明确、具体,如社区助产士每接生一名婴儿并提供6周的产后保健,可从卫生局获得1 750新元的报酬。[1]

2. 英国

早在1948年,英国的工党政府就着手建立了比较完善的国家卫生保健制度(NHS,National Health Service),国家免费向全体公民提供医疗服务。在社区卫生服务方面,英国主要是由家庭医生开展相关公共卫生服务的。每个英国公民只要在一个负责初级卫生保健的家庭医生(GP,即 General Practitioner)那里登记注册就可以享受国家的免费服务。一般来说,一个家庭医生大概有2 000个注册病人。家庭医生负责社区卫生服务工作,除了急诊之外,病人如需去NHS下属的医院或专科医院看病,则必须有家庭医生的转诊同意,才能享受免费的服务。因此,对次级和专科服务而言,家庭医生充当了

---

[1] 金生国等:《新西兰社区卫生服务考察报告》,载《中国全科医学》,2005年第5期,368页。

"守门人"的角色。家庭医生是由国家支付薪金的合同制雇员。

1991年,保守党政府对英国NHS进行了改革:将卫生提供与购买分离,建立内部市场和管理竞争制度。给予医院更多的自主权,医院的收入主要来自与购买方签订合同所获得的报酬;家庭医生成为基金持有者,他们代表病人向医院购买卫生服务;而卫生部门与家庭医生签订合同,向家庭医生购买初级卫生服务。[①]

1997年,工党政府上台之后,对NHS进行了一系列的改革。废除了NHS内部市场的多数做法,但保留了将购买者和提供者分离的做法,将短期合同改为长期合同,强调合作关系。[②] 负责购买初级卫生保健的机构由家庭医生基金持有者改为初级卫生保健基金会特有者(PCTs,即 Primary Care Trusts),以避免GP为了取得资金控制资格而相互间展开成本高昂的竞争,从而促进GP集中精力发挥医疗技术专长。PCTs负责管理大区卫生局下拨的资金,他们是英国NHS的核心,管理着大约NHS 80%的预算。PCTs根据与社区卫生服务机构签约的居民数向社区卫生服务机构下拨资金。但居民可以随时选择另外的GP登记,PCTs则会向新的GP拨付资金。

2005年、2008年,工党政府又对医疗卫生进行了两次大的改革。改革的主要措施有:在卫生保健方面为公众提供更多的信息,给病人更多的选择权;鼓励多元化的提供者,除了NHS所属的卫生机构以外,还鼓励私人机构和志愿机构提供社区卫生服务;钱随着病人走,公民无论在哪里都可以自己选择卫生

---

① Robert Lacey, Internal markets in the public sector: the case of British National Health Service, public administration and development , vol. 17,1997,p147

② E. JOSLYN: Contracting in the national health service: recognizing the need for co—operation, journal of nursing management, Vol. 5,1997, p151

服务提供者,从而奖励最有效率的服务提供者,促进其他提供者提高服务水平和服务质量;以质量管理为工作中心。

2011年初,英国保守党与自由民主党联合政府向国会提交了《健康与社会保健法案》(征求意见稿)。新法案的核心是改革已有的初级卫生保健基金会,由家庭医生联盟取而代之。改革还包括将所有公立医院和社区医疗机构变成独立的组织,它们仍然是公有制组织,但这些组织将不再受卫生部的领导。该草案还提出建立一个全国性的理事会来负责监管家庭医生联盟的工作,同时还监管医疗服务提供方的市场准入、退出,监管医疗服务的价格等。这些原来都是由政府行使的职能。改革后,政府将退出直接管理卫生服务的领域,实现彻底的管—办分离。但该法案在英国引起广泛争议,改革进展并不顺利。

纵观英国20年来的医疗改革可见,其改革的主要目标就是将医疗服务的需求方和供给方分离,人为地制造一个医疗服务市场,按绩效付款,从而调动服务提供机构的积极性。同时政府尽量退出卫生服务的微观管理领域,实现管—办分离。

(1)社区卫生服务机构

NHS成立初期,社区卫生服务主要是由GP在诊所进行一些常见病的治疗,并进行家庭探访;卫生部门组织开展一些预防性服务。20世纪70年代以来,英国社区卫生机构不断增加,健康中心、社区医院、日间医院、日间中心、社区之家等一系列社区卫生服务机构形成了社区保健网。健康中心(health center)是社区的一种疾病综合防治机构,从事常见疾病的诊疗、疾病预防、健康教育、计划生育指导、居民健康档案建立与管理等方面的工作。一般一个健康中心有几个家庭医生,配有社区护士、心理治疗师、社会工作者等。社区医院(Community Hospital)是一种小规模的医院,提供某些老年病、慢性病服务,以及产科、短期精神病人保健等卫生服务。日间医院(Day Hospital)提供检查、护理、心理治疗、职业病治疗、心理咨询和治疗等服务。日间中心(Day Center)是一种从事精神病防治的机构,由地方政府或志愿者组织开办,服务人员由社会工作者、心理学家及社区护士组成。社区之家(Community Home)主要是为老年人和儿童设立的,为老年人和儿童提供服务。英国社区卫生服务机构绝大多数是政府举办的,但近年来,尤其是自2005年以来,政府采取鼓励私人机构和志愿机构提供社区卫生服务的政策,使社区卫生服务的提供主体逐渐多元化。

(2)社区公共卫生服务项目

英国社区公共卫生服务项目的内容很多,包括:①健康促进;②健康教育服务;③妇女保健服务,以婚姻保健及青春期、孕期和围产期保健为重点;④儿童保健服务,包括营养、计划免疫、五官保健、疾病预防等;⑤老年保健,主要是老年常见疾病预防、筛查和治疗等服务;⑥伤残人士保健服务;⑦建立家庭健康档案,英国居民从出生开始即建立健康档案,至18岁止。居民体检、预防接种、入园上学等都必须带上健康卡或册。

在英国,社区公共卫生服务是初级卫生保健服务的核心。大概有303个初级卫生保健基金会(PCTs)负责管理社区公共卫生服务。原则上,英国NHS是基于病人的需要而不是支付能力为全体公民提供卫生服务。PCTs会采取各种方式了解居民的卫生服务需求,从而确定社区卫生服务项目的主要内容。如近年来,英国倡导社区居民参与,居民不仅反映社区的健康问题及卫生服务中存在的问题,而且参与讨论解决问题的方法。从1974年起,英国还设立社区卫生委员会(Community Health Councils,简称CHC),其成员有社区代表、地方政府代表、志愿者、专职管理人员等。该委员会没有管理职能,但有权了解NHS的政策和官方信息,对居民反映的问题进行调查,向政府卫生部门提出解决问题的方法,从而使公众的意见能在决策时发挥作用。

(3)社区卫生服务的筹资及支付

英国实行全民免费医疗的制度,原则上社区卫生服务都是由政府免费向公众提供的，政府通过税收来筹集相关费用。当然也有一部分费用是通过社会保险和个人支付的。1991 年以来，社区卫生服务由家庭医生基金持有者及后来的 PCTs（1997 年之后）以合同方式进行经营管理。家庭医生从 PCTs 那里获得一定的底薪，PCTs 主要采取"按人头付费"的方式来支付家庭医生的大部分费用，一般会达到其收入的 60％左右。具体做法如下：

公民到家庭医生诊所注册，没有特殊情况，就定点在此诊所享受包括绝大部分公共卫生服务在内的门诊服务；每个家庭医生都有一定数量的注册人数，PCTs 同家庭医生签订合同，根据注册人数定期支付家庭医生一定的款项。人头费是根据当地的实际情况，如居民发病率、常见地方病、患者的年龄、健康状况等确定；人头费中包含转诊费，每当病人转到 NHS 医院或专科医院时，接受病人的机构会从家庭医生那里获得一笔费用。在这种支付规则下，家庭医生会尽力开展预防保健、妇幼保健等公共卫生服务，从而确保社区居民的健康。因为，只有居民健康状况好，他们才能获得更多的收入。[①] 2002 年以后，英国卫生领域又提出了按结果付费的方法，即根据服务工作量付费，并受疾病种类（复杂程度）和治疗类型的调节。按结果付费增加了付费的委托公司的透明度，形成了提高工作效率和服务质量的内在机制。[②]

（4）社区卫生服务的考核与监管

英国卫生部下设保健质量监督委员会（care quality commission，简称 CQC），负责监督所有卫生机构的服务质量。CQC 定期检查服务机构的服务质量，并将考核结果向社会公

---

① 顾晰：《英国全民免费医疗走向市场化》，载《21 世纪报》，2011 年 2 月 21 日。

② 王芳、卢祖洵：《英国卫生服务提供模式及卫生保健制度的主要特征》，载《海外医学》（社会医学分册），2005 年第 4 期，第 148 页。

布,促使卫生服务机构主动改进服务,保证居民享受到高质量的服务。2011年初,以保守党为首的联合政府提出了建立全国性的理事会来监管医疗机构的市场准入和退出、竞争、卫生服务的价格。这项改革的目的是促使政府从微观管理中解放出来,实现管—办分离。但改革草案至今仍未获得议会的批准。

3. 美国

美国实行联邦、州和地方三级政府的管理体系。联邦政府卫生部门的主要责任有:统计卫生数据,并进行分析;制定国家卫生目标和政策,确定公共服务及其绩效标准;为各州执行计划项目提供财政支持;通过专门的健康保险计划让公众都能享受到卫生保健服务,为某些特殊人群提供有限的直接服务等。州政府主要负责保护公众健康,主要职能是收集卫生统计数据,了解公众卫生状况,提供公共卫生教育,制定州卫生标准和卫生法规,审核卫生机构和人员的资格等。然而,州政府不仅是行政机构,还是业务单位,州卫生局从事卫生统计、传染病控制、环境卫生、妇幼保健、学校卫生、健康教育等具体的公共卫生工作。通常,州卫生资金有一半来自州税收,其余来自联邦拨款或执照费等。地方卫生部门是美国公共卫生服务的第一线,他们执行全国性和州的卫生政策,负责进行人口统计、传染病控制、公共场所卫生监督、妇幼保健、公众健康教育等公共卫生服务。

美国卫生服务系统由社区卫生服务和医院服务两大部分组成。社区卫生服务主要由开业的家庭医生负责,家庭医生通常以个体或集体的形式开业。居民就医时,一般先找家庭医生,如需住院,则由家庭医生转诊。医院分为公立医院、教会医院和私立医院。提供社区公共卫生服务是政府卫生部门的职责,具体的工作由社区和医院负责。除了基本医疗之外,社区卫生机构还提供大量公共卫生服务,如疾病预防与控制、妇幼保健、建立居民健康档案、健康教育、精神健康服务等。

(1)社区公共卫生服务机构及其服务内容

美国提供社区卫生服务的机构主要有社区医院、家庭护理中心、社区卫生服务中心。社区医院是由地方政府、地方非营利性组织或者居民出资兴建的,服务对象是社区居民。许多医院结成联盟,以公司购买或租赁形式变为连锁性医院。社区医院一般提供疾病医疗服务和首诊服务。家庭护理中心主要提供家庭护理服务。社区卫生服务中心有综合性的,提供医疗、预防、保健、健康教育等综合性服务;也有以社区护理和照顾为主的社区卫生中心;还有专科的社区卫生服务中心,最常见的就是社区精神卫生服务中心。美国社区卫生服务的主要内容有:疾病控制与预防、妇幼保健、精神健康、营养、健康教育、健康促进等。一般来说,预防保健服务是由社区与医院合作提供的,医院负责接种,而社区负责健康教育、健康促进。除了提供公共卫生服务之外,社区卫生服务机构还提供基本医疗服务。

(2)医疗保健制度与社区公共卫生服务筹资及支付

美国卫生服务的经费是通过多种方式筹集的。社区卫生筹资机制包括:各级政府的财政拨款、各种形式的健康保险,以及居民自费。社区卫生尤其是妇幼保健的经费主要来自于联邦、州政府的专项拨款,其余来自于各种健康保险。健康保险是整个美国医疗保健制度的主体,85％的美国居民都拥有某种形式的健康保险,各种健康保险制度对社区卫生服务的补偿都有明确的规定。美国健康保险主要有三种类型:私人健康保险(如蓝盾和蓝十字健康保险、健康维护组织等)、社会健康保险、社会福利性健康保险(医疗照顾制度 Medicare 和医疗救助制度 Medicaid 等)。私人健康保险有营利性的商业保险和社会团体主办的非营利性健康保险。社会健康保险采取参保者义务参加或强制性参加的办法,由国家或其他社会机构承办。社会福利性健康保险是由政府和慈善组织向特殊人群,如老年人、无家可归者等购买的基本医疗服务,包括医疗照顾制度和医疗救助制度。以医疗照顾制度为例,这是美国针对 65 岁以上的老年人设立的一种医疗保健制度,经费主要来自联邦政府,对符合条件的老年人的住院、社区护理、家庭护理等服务给予补偿。医疗照顾制度和医疗救助制度两项支出占美国卫生经费的 40%。

尽管美国有多种医疗保险制度,但仍有 15% 的民众没有医疗保险,不公平现象明显;另外,卫生支出增长过快,资源浪费现象也比较严重。这促使美国对现有医疗制度进行改革。2009 年,奥巴马总统上台后,民主党政府掀起了新的医疗改革。改革的主要内容是为没有保险的人提供医疗保险,使95% 的美国人都拥有健康保险,从而解决医疗卫生不公平的问题。政府对医疗保险加强监管,使保险业不能随意调高保费,不能随意拒绝有疾病史的人投保。强调预防,加强政府在卫生保健方面的投入,从而起到控制卫生费用增长的作用。由此造成的政府支出的增加,则通过增加税收来实现。新的医疗改革对社区公共卫生的影响如何尚需一定时间的检验。

(3)社区公共卫生服务提供方式的改革

在早期,美国的公共卫生服务数量少,主要由地方政府来提供。自 20 世纪初,州政府开始在公共卫生服务中扩大职能,联邦政府与州政府都开始为地方卫生服务拨款。这些资金一方面用于公共卫生服务如疾病预防、传染病控制等,另一方面也用于治疗。接受了州与联邦的拨款后,地方政府才有更大兴趣提供地方公共卫生服务。尤其是在 20 世纪 30 年代实行新政后,地方政府大量涉足公共卫生服务的提供。二战后,随着美国福利国家制度的完善发展,越来越多的款项转移到地方公共卫生领域。但联邦政府仍然占据主导地位,因为联邦政府通过全国性所得税的征收而拥有更多可用的资金。20 世纪 70年代以后,经济危机、财政赤字等导致联邦与州政府拨款减少。

因而提高效率、节约成本成为地方政府卫生改革的重要目标。美国一些地方在公共卫生方面采取了市场机制,将地方卫生机构直接提供的公共卫生服务进行合同外包,承包给其他私人机构。

在地方政府中,公共卫生服务外包已经不是新鲜事物。一项调查表明,73%的地方卫生部门曾经将某些公共卫生服务外包,私有化迅速成为公共卫生方面司空见惯的方式。[1] 最常见的外包项目有初级护理、传染病控制、慢性病检查与治疗、药物滥用服务、家庭护理、免疫接种服务等,还有健康教育、信息服务(如评估、数据库管理)等,以及一些环境卫生服务。这项公共卫生服务大多承包给了投资者所有的营利性组织。地方政府主要关注三项公共卫生职能:评估、保险和政策制定。如美国威斯康星州引入了合同制,在合同里明确奖惩措施,使政府成为公共卫生产出的结果的购买者。在这种准市场机制里,每个层级的政府都成为公共卫生产品的购买者或出售者,不是为了取悦地方政府机构,而是为了取悦资助机构和纳税人,换句话说,这是一个买方的决策。在威斯康星州,合同购买公共卫生服务的改革取得了一系列的成效:各级政府的责任更明确;州和地方政府能向联邦(财政资助者)解释他们买了什么,卖了什么;财政责任更明确;公共卫生培训和技能得到发展。[2]

4. 澳大利亚

澳大利亚卫生服务体系是在政府高度干预下的公共部门与私人部门共存的混合体系,80%的公立卫生机构与 20%的

---

① Christopher Keane etc. Privatization and the Scope of Public Health: A National Survey of Local Health Department Directors, American Journal of Public Health,2001,Vol. 91,P611

② John Chapin :Performance - based contracting in Wisconsin public health: transforming state—local relations, the Milbank Quarterly, Vol. 80, No. 1,2002,P97—122.

私立卫生机构并存。澳大利亚政府是卫生服务的购买方,而卫生服务的提供方可以是公立的社区卫生服务中心或其他医疗机构,也可以是私立的医疗机构与一些非政府组织机构组成的混合体。这就形成了良好的竞争机制,能提供好的服务的机构,就能获得政府的资金。[①] 在卫生体系中,医院与家庭医生服务是主体,而社区卫生是对医疗服务体系的一种补充,主要是为低收入群体提供预防、保健、康复、医疗等服务。

(1)社区卫生服务机构与服务

在澳大利亚,提供社区卫生服务的机构有多种,如社区卫生服务中心、家庭医生诊所、养老院、护理院、儿童保健中心、妇幼保健中心、社区心理健康中心、土著人社区服务中心等。这些机构向居民提供疾病预防、健康教育、妇幼保健、精神卫生、康复、生育技术、土著人健康等公共卫生服务。

澳大利亚全国有 560 家社区卫生服务中心。200 多家辅助机构。社区卫生服务中心由州及联邦政府辅助建设。日常运营费用则主要来源于州和联邦政府的拨款;其次是项目专项拨款,也有少量经费来自于向用户收取的费用或接受社会的馈赠。[②] 与英国、新西兰等国家不同,澳大利亚的社区卫生服务中心与家庭医生是分离的两个体系。社区卫生服务中心起步较晚,20 世纪 70 年代才开始建设。发展社区卫生服务中心主要是为了照顾低收入者,弥补家庭医生诊所服务的不足,其工作重心是加强疾病预防,促进社区参与。由于家庭医生联盟的反对,政府设立的社区卫生服务中心一般仅提供健康促进、预防、康复等服务,很少从事全科医疗服务,即使有全科医疗服务,也是面向贫困者免费提供的,对家庭医生诊所不会构成威胁。社区卫生服务机构虽然是政府投资设立的,但属于独立于政府的非营利性卫生机构,按照特定的立法进行建设,纳入政府的卫

---

①② 吴健明,刘朝杰:《中澳社区卫生服务筹资与补偿机制的比较和启迪》,载《中国全科医学》,2006 年 3 月第 5 期,第 428 页。

生管理规划,由政府统一布局。其内部的治理采取董事会管理的方式,所有人员工资按绩效确定。除了综合性社区卫生服务中心以外,政府还投资设立一些专门的中心,如妇幼保健中心、儿童保健中心、社区心理卫生服务中心、社区康复中心等,这些机构面向特殊人群提供一些特殊的公共卫生服务。

家庭医生或私人诊所的经费大多来自于政府。一方面,澳大利亚实行全民健康保险制度(即医疗照顾制度),居民去家庭医生那里看病,政府的相关医疗机构会向家庭医生支付费用,但政府支付比例少,低收入者一般无法享受。另一方面,近年来,澳大利亚政府鼓励家庭医生从事预防保健等公共卫生服务,按照提供服务的人次给予家庭医生一定的经费补贴。因此,有相当一部分家庭医生从事计划免疫、预防性体检、建立病人档案等社区公共卫生工作。

(2)社区卫生服务的考核、补偿与监管

澳大利亚社区公共卫生服务的经费主要来源于州和联邦政府的拨款。澳大利亚属于高福利国家,政府卫生支出占政府支出的比例较大。社区卫生服务中心建设的资金主要来自于州和联邦政府拨款,每个中心的筹建费用大约为 2 000～3 000万澳元,每年的运营经费为 600～985 万澳元。[①] 但政府对社区卫生服务中心或家庭医生提供公共卫生服务主要是按服务量付费的。一般来说,项目数越多,服务内容就越多,则服务对象越多;质量越好,获得的经费就越多。[②] 早期,政府对社区卫生服务中心的支付是总额付费或按照人头支付的;目前,主要是按照服务项目支付。政府对社区卫生机构的服务质量进行严格的监管和考评。社区卫生服务机构虽然是政府投资设立的,

① 吴健明,刘朝杰:《中澳社区卫生服务筹资与补偿机制的比较和启迪》,载《中国全科医学》,2006 年 3 月第 5 期,第 428 页。
② 张祖芸,刘朝杰,张春:《中澳社区卫生服务体制的比较与思考》,载《中国初级卫生保健》,2002 年第 2 期,第 60—62 页。

但属于独立于政府的非营利性卫生机构,其内部的治理采取董事会管理的方式,所有人员工资按绩效核付。可见,澳大利亚对社区卫生服务的补偿是建立在严格的绩效考核基础上的,是按绩效付款的。

第二节　国内政府购买社区公共卫生服务的探索

与发达国家相比,我国政府购买社区公共卫生服务的实践起步较晚,并且地方政府是改革的主要力量,各地做法存在较大的差异。

一、国内实践背景

本世纪初,受国际上卫生领域服务购买实践的影响,我国政府开始进行政府购买社区公共卫生服务的实践。2002 年,卫生部等 11 个部门联合颁布《关于加快发展城市社区卫生服务的意见》,明确提出"社区预防保健等公共卫生服务,可按照有关规定由政府举办的社区卫生服务机构提供,也可采取政府购买服务的方式,由其他社区卫生服务机构提供"。2006 年,国务院《关于发展城市社区卫生服务的指导意见》特别指出:"地方政府要按照购买服务的方式,根据社区服务人口、社区卫生服务机构提供的公共卫生服务项目数量、质量和相关成本核定财政补助。"2008 年 5 月,财政部《关于开展政府购买社区公共卫生服务试点工作的指导意见》对政府购买社区公共卫生服务项目的确定、补助标准、服务机构的选择、绩效考评、资金支付等工作提出了指导性建议,还提出了政府购买服务工作的参考流程。2009 年 4 月,国务院《关于深化医药卫生体制改革的意见》再次重申,对包括社会力量举办的所有乡镇卫生院和城市社区卫生服务机构,各地都可采取购买服务等方式核定政府补助。

在中央政策的推动下，一些地方开始进行政府购买社区公共卫生服务的探索。2002 年，苏州市就出台相关政策，鼓励民营社区卫生服务机构参与社区卫生服务的提供。到 2007 年，苏州市大部分社区卫生服务机构都是民营性质的。2003 年，广州市也在缺乏基层卫生资源的地区，引入竞争机制，鼓励企事业单位、社会团体、个人等多方面力量举办社区卫生服务中心，采取竞争性招标方式产生服务提供者，政府与服务提供者签订合同明确双方的关系。2004 年，作为浙江省农村公共卫生服务工作试点县的淳安县，开始探索政府购买农村公共卫生服务的做法。2005 年，合肥市开始探索实行政府购买社区公共卫生服务的模式，鼓励社会力量举办社区卫生服务机构，短期内，社区卫生服务机构数量就大大增加。同一年，重庆市开始探索实行政府为农民购买社区公共卫生服务模式，通过在农村推行公共卫生服务券，让 0－6 岁的儿童和贫困孕产妇免费享受预防接种、儿童体检、孕期检查、产后探访等公共卫生服务，推进了城乡公共卫生服务的一体化发展。2006 年，江苏省开始实施农民健康工程，以县（市、区）为单位建立面向农民的公共卫生服务项目专项资金。比如，常州市新北区按照每人 8 元的标准，为农民购买基本公共卫生服务。自 2008 年开始，山东潍坊实行"政府主导、公益性质、市场机制、购买服务"的模式，发展社区卫生服务，通过招标产生社区卫生服务机构，政府通过购买服务方式明确与服务提供机构之间的关系。

由于我国各地经济社会发展水平不同，因此，各地在探索政府购买社区公共卫生服务方面采取了不同的做法。再加上政府购买社区公共卫生服务在我国的发展还不够成熟，所以至今没有形成一个统一的模式。有的地方实行卫生服务券加合同的方式，如重庆市。有的地方实行的是内部合同制，即模拟市场，主要有山东、安徽、福建、海南、吉林、河北、青海等地。还有的地方实行完全的合同外包，即将社区公共卫生服务外包给私营卫生机构,如无锡市将肺结核防治工作外包给民营的安国医院。至于在具体的操作方面,如在购买内容的确定、服务提供者的选择、购买价格的确定、筹资与补偿、考核主体的设定、考核内容和标准、考核结果的应用、监管的实施力度等方面,各地做法也不同,成效也不同。有的取得了明显的成效,如重庆、合肥、潍坊;有的改革并不顺利,如苏州、广州,目前两地已经开始进行逆向改革。

二、典型地区的实践

我们选取潍坊、苏州、重庆、无锡几个典型地区的实践进行分析。其中,潍坊是政府主导下的市场机制的典型,苏州是市场化占主导的典型,重庆是服务券模式的典型,无锡是将单项社区卫生服务完全外包的典型。

1. 潍坊

潍坊实行"政府主导、公益性质、市场机制、购买服务"的模式,政府采取市场化运作的方式,委托市政府采购中心统一向全市公开招标,选择优秀卫生服务机构(包括公立和私立的),并与之签订合同,按合同进行管理。具体做法如下:

(1)政府购买的服务项目及其确定

2008年,潍坊市聘请第三方专业机构,结合该市经济发展状况、政府财力、居民健康状况等进行科学测算论证,确定了社区卫生诊断、建立居民健康档案、健康教育与健康促进、传染病地方病和寄生虫病预防与控制、慢性病防治、妇女保健、儿童保健、老年保健、残疾人康复、公共卫生应急处置10大类共20项社区公共卫生服务项目为政府购买项目。2011年后,随着国家基本公共卫生服务项目的扩展,潍坊市居民可享受的社区公共卫生服务有所增加。

(2)提供机构的选择

潍坊市在社区卫生服务机构的选择上引入竞争机制,用公开招标的方式确定社区卫生服务机构。按照资格预审、评标议标、中标公示、签订合同等程序,层层筛选,确保把优质的卫生资源吸引到社区。由市政府采购中心面向社会统一进行公开招标,聘请专家担任评委,对所有参与竞标的社区卫生机构的业务用房面积、专业人员资质和专业人员技能等进行封闭式打分,按照分数高低确定中标机构,并将招标结果向社会公示。政府卫生部门代表政府与中标机构签订统一规范的服务合同。2008 年,潍坊市共有各种卫生服务机构 1 507 家,其中门诊部和民营诊所为 1 450 家。[1] 123 家达到报名资格的医疗机构全部参与了竞争。政府通过招标最终确定了 16 处社区卫生服务中心、64 处社区卫生服务站。中标的 80 家社区卫生服务机构中有 32 家是民营性质的,其余为公立医院下设的。这些机构所提供的公共卫生服务覆盖了全市 97 万社区居民。[2]

(3)政府购买服务的价格

2008 年,潍坊市开始实行政府购买社区公共卫生服务。在购买价格的确定方面,潍坊市通过聘请第三方专业机构,组织社区卫生专家对社区公共卫生服务项目的成本进行测算,对公共卫生服务中发生的材料费、检查费、人工费等进行测算,确定服务项目人均成本为 9.91 元。在此基础上,政府按照年人均 10 元的标准进行购买,使服务购买有了明确的依据。[3] 随着国家基本公共卫生服务项目的推广和扩大,2009 年,潍坊市人均公共卫生经费提高为 15 元;2011 年为 25 元。相应的,政府

---

[1] 夏芳晨:《潍坊探索政府购买社区公共卫生服务新路子》,载《中国财政》,2008 年第 21 期,第 51 页。

[2] 《山东实施政府购买城市社区公共卫生服务》,载《中国财经报》,2008 年 9 月 12 日。

[3] 夏芳晨:《潍坊探索政府购买社区公共卫生服务新路子》,载《中国财政》,2008 年第 21 期,第 52 页。

购买公共服务的项目单价和总价也有所增加。[①]

(4)社区公共卫生服务的资金筹集与支付

在卫生服务的补偿方面,潍坊市根据国家和省的相关政策制定了《潍坊市普及基本医疗卫生制度试点基层卫生机构资金补助方法》,确定了公共卫生服务资金的补助办法。2008年,基层卫生机构按照规定开展的公共卫生服务项目,由财政按社区常住人口每人每年10元补助。在参与试点的中心城区,按省、市、区级财政2:3:5的比例分担;在县市和其他区,由所在县(市、区)财政全部承担,分别纳入市、县(市、区)财政预算。按照2008年的购买标准,潍坊市市区两级当年共安排购买服务资金1000多万元。政府采取"先预拨、后结算"和"半年考核,年终奖补"的办法,考评结果直接与资金的兑现挂钩。此外,潍坊市还在房屋、设备、服务数字化、人才培养等方面给予社区卫生服务机构大量补助。随着国家基本公共卫生服务项目和重大公共卫生服务项目的实施,潍坊市各级政府在社区公共卫生服务方面的支出又有所增加。2011年,基本公共服务项目资金的45%是由山东省财政拨付的,剩余部分由市和区财政拨付。

(5)社区卫生服务的考核与监管

潍坊市对中标的社区卫生服务机构实行"合同化"管理,并有畅通的退出机制,实行动态监管。建立社会民主监督和绩效考评机制。潍坊市卫生部门每年都会对社区卫生服务机构提供的基本公共卫生服务进行考核,考核分数达到95分以上才能获得人均基本公共卫生服务费额度;若考核分数低于95分,只能拿到全额的80%。凡考核不达标的,取消其社区卫生服务机构资格。考核的具体做法有:

一是成立专门的考核机构。由政府卫生部门、公共卫生专

---

① 《山东潍坊公共卫生费去向将公开》,潍坊新闻网,2011-7-22,http://www.wfnews.com.cn/

家、街道办事处、社区居民代表等组成的市、区两级考核机构，负责实施考核工作。

二是考核的内容。主要是服务项目、数量、质量及效率等。

三是居民参与考核。居民可以通过"居民监督卡"对社区卫生服务进行监督评价。年终，考核机构通过问卷调查的方式让居民对社区卫生服务机构作出评价。政府相关部门将居民满意度测评结果与拨付资金挂钩。

几年来，潍坊实行政府购买社区公共卫生服务的做法取得了明显的成效，实现了"双百"目标，即社区卫生服务机构覆盖100%的居民，社区公共卫生服务项目覆盖100%的居民。居民、政府和卫生服务机构三方都从政府购买公共卫生服务这一实践中获得好处。对社区居民而言，就是方便且免费地获得了社区公共卫生服务。而政府一方，通过引入市场竞争机制，引进了优质的社区卫生资源，使政府在投入有限的情况下实现了社区卫生服务机构的全覆盖，政府花少量的钱，却办了大事。并且政府通过公开公平选择社区卫生服务机构，以及实行一系列优惠的政策，促进了社区卫生机构的健康发展。

2. 苏州

与潍坊模式不同，苏州模式是民营机构占主导的模式。自2001年起，苏州就开始鼓励民间社区卫生服务机构的发展，通过招标机制选择社区卫生服务机构。2007年初，苏州市卫生局与39家社区卫生服务机构(其中公立卫生服务机构2家，民营非营利性社区卫生服务机构37家)签订合同，开始探索实行政府购买社区公共卫生服务的模式。具体做法有：

(1)政府购买社区公共卫生服务项目的确定

苏州市政府部门邀请公共卫生方面的专家学者在全市范围内就居民的公共卫生需求进行了一次大规模的问卷调查，结合中央和省的基本公共卫生服务项目要求，最终初步确定社区公共卫生服务的项目内容，并确定了每项服务的标准。这些公共卫生服务项目包括传染病管理、妇幼保健、儿童保健、健康统计、健康教育和健康促进、计生指导等。

(2)提供机构的选择

在中央发展社区卫生服务相关政策的指引下,苏州市在2001年颁布了《加快发展私营个体医疗机构实施办法》,鼓励民间资本通过竞标、多形式多渠道举办非营利性社区卫生服务机构。为公开公平选择社区卫生服务机构,苏州市随后又颁布了《社区卫生服务机构招标指导意见》,对社区卫生服务机构的招标过程作了详细的规定。自2002年起,苏州市进行了多次社区卫生服务机构的招标活动。至2006年底,苏州市全市已建社区卫生服务中心50家,社区卫生服务站214家。[①] 经过招标,古城区39家社区卫生服务中心有37家是社会力量举办的。2007年初,苏州市卫生局与39家社区医疗机构签订了服务合同。政府由此成为社区公共卫生服务的购买者,社区卫生服务机构成为服务的提供者,两者由原来的行政指导关系变成"商业伙伴关系"。[②]

(3)政府购买社区公共卫生服务的价格

在确定政府购买价格方面,苏州市的做法是:计算上年度卫生系统工资总收入,再根据职工总数,算出人年均工资、月收入。然后将人均月工资除以全年的工作日,算出每个工作日单价、每分钟工作单价。在此基础上,按照每种服务所耗费的时间算出相应的成本。如2002年,健康档案手册每本成本1元、计划免疫价格6元/人次、儿童保健2.40元/人、妇幼保健1.20元/人。[③]

---

① 贺中计:《政府购买社区公共卫生服务的机制研究——以苏州市为个案》,苏州大学硕士学位论文,2008年,第28页。

② 薛马义、单成志:《苏州向社区医院买服务》,载《扬子晚报》,2007年3月1日。

③ 贺中计:《政府购买社区公共卫生服务的机制研究——以苏州市为个案》,苏州大学硕士学位论文,2008年,第30页。

（4）政府筹资与补偿

2005年，苏州市人民政府出台《关于进一步发展全市社区卫生服务的实施意见》，要求2005年社区公共卫生投入不低于8元/人，到2010年不低于20元/人。对于平江、沧浪、金阊三城区，市和三城区各按50％比例承担。为规范财政资金使用，苏州市卫生局和财政局于2006年联合颁布了《社区公共卫生服务专项经费使用管理暂行办法》，该办法指出，社区公共卫生服务经费列入政府公共财政预算，政府财政上半年预拨付不少于40％的资金；下半年，卫生部门在对合同履行情况进行评估后，根据评估结果并扣除上半年的预拨付资金，拨付其余的资金。

（5）社区公共卫生服务的考核与监督

在苏州市政府购买社区公共卫生服务的合同中，双方的权利与义务都规定得非常明确。政府要保证财政资金和各种补助及时到位，加强监管；服务提供方的社区卫生服务机构，要保证完成相关的公共卫生任务。为规范对社区卫生服务的评估，苏州市出台了《社区卫生服务公共卫生工作评估办法（试行）》和《社区卫生服务机构基本医疗和公共卫生服务评估指标》，对评估的内容、评估标准、评估方式、评估主体、评估指标、评估方法等都作了明确而详细的规定。其中，居民对服务的满意程度和投诉情况是评估的重要指标。考核分平时考核和年终考核，并按照4∶6的比例算出最后的得分。社区卫生服务机构的综合考核得分如果低于60分，或者一票否决项目（如雇用非卫生技术人员、使用伪劣过期药品和器械、违规导致医疗事故、违反价格政策等）不达标的，卫生部门将取消对其当年的财政经费补助，并给予警告，责令其整改，整改后仍不合格的社区卫生服务机构将被淘汰。①

---

① 薛马义、单成志：《苏州向社区医院买服务》，载《扬子晚报》，2007年3月1日。

然而,近年来,苏州市政府购买社区公共卫生服务的成效并不理想。民营社区卫生服务机构的公益性淡化,过度追求经济利益现象明显。2011年开始,苏州市按照"增量建公立,存量调结构"方式,对社区卫生服务机构逐步实施"公进民退"改革。将现有的民营社区卫生服务机构逐步收归国有,从而使社区卫生服务回归公益性。2013年底,苏州市公立社区卫生服务机构覆盖率已达到100%。^①苏州的经验表明,政府要强化社区公共卫生服务的职能,加大投入,保证社区卫生服务的公益性,不能一卖了之。

3. 重庆

2005年,重庆市黔江区开始探索实施农村公共卫生服务券制度。2007年12月,重庆市颁布《重庆市社区公共卫生服务券管理办法(试行)》,在全市40个区县推广社区公共卫生服务券的做法。

(1)公共卫生服务项目和服务对象的确定

最初,黔江区探索实施公共卫生服务券,主要是为农民购买公共服务,以实现城乡公共卫生服务的均等化。黔江区公共卫生服务券涵盖的服务内容主要是妇幼保健、孕妇产前检查、产妇产后访视和儿童体检。^②2007年底,重庆市全面推广社区公共卫生服务券制度,其享受对象除了儿童和孕产妇以外,还包括70岁以上老年人和高血压、糖尿病患者,政府购买的服务项目也有所增加。各区县在市政府所要求的必需的项目的基础上,可以根据实际情况扩大居民的享受范围或增加一些项目。如重庆市经济开发区就将政策对象扩大到辖区内符合条件的进城务工农民,老年人保健的范围扩大到60岁及60岁以

---

① 见苏州金阊区政府网站,http://www.jinchang.gov.cn

② 罗奎、冯晓梅:《创新公共卫生投入方式,推行公共卫生服务券制度》,见重庆市黔江区卫生局网站 www.cqqjws.gov.cn

上,还增加了妇女生殖健康检查项目。[①]

(2)公共卫生服务券的测算与发放

各区社区卫生服务机构对各类服务对象进行分类登记,预测各类服务券的数量,经各乡镇政府、街道办事处审核后,由各区卫生局统一印制。最后乡镇政府和街道办事处对符合条件的对象发放相应的服务券。重庆市各区的公共卫生服务券实施办法都对服务券的发放程序作了详细的规定。

(3)公共卫生服务券的使用与回收

各区政府的相关文件都明确规定,服务对象持服务券到政府指定的社区卫生服务机构,可免费获得相应的公共卫生服务。各区县都坚持实行公共卫生服务券的回收与发放分离的原则。各社区卫生服务机构按照"服务1次收回1券"的方式,做好各类卫生服务券的回收工作。社区卫生服务机构一般每年两次统计回收的服务券数量,将统计结果报送给区、县卫生局,由区、县卫生局按服务量核定应拨付的经费。

(4) 经费补偿

重庆市实行公共卫生服务券制度,其财政补偿资金主要来自源于中央、市级和区级配套的社区公共卫生服务补助经费。区、县卫生局,按照回收的服务券数量、面值汇总后,并根据考核的结果,向同级财政部门提出拨款申请,批准后,再转拨给各服务提供机构。一般采取半年预拨,全年算账的方式进行支付。

(5)服务的考核与监督

重庆市各区、县在实施"公共卫生服务券"制度的过程中都加强了对社区卫生服务的监管与考核。有的区成立了专门的公共卫生服务券领导小组,出台了详细的实施方案。各区、县一般都成立由公共卫生专家和卫生部门相关人员组成的考核

---

① "重庆经开区:凭券可免费享受公共卫生服务",见人民网开发区新闻中心,www.people.com.cn

委员会,定期或不定期地对社区公共卫生服务进行考核,并将考核的结果与经费挂钩。有些区还将居民满意度作为重要的考核内容,如万州区每年都不定期地随访或电话回访持券享受服务的居民,将居民的满意度与卫生经费挂钩。

如今,重庆市实施公共卫生服务券制度已积累了丰富的经验,取得了明显的成效。如在卫生服务券的设计、发放、使用、回收等方面积累了一定的管理经验,推进了社区卫生服务的均等化发展。但重庆在实施公共卫生服务券制度的过程中也存在一些问题,如政府财政资金投入不足、卫生服务券面值偏低,以及政府指定相应的社区卫生服务机构,而居民没有过多的选择权等问题。因此,与传统的提供方式相比,重庆的公共卫生服务券制度只是转变了政府的经费投入方式,由补供方转为补需方,由按人员工资支付转变为按服务产出支付,在提供主体和经费测算上,仍保留了原来的运行方式。与政府购买方式相比,它还没有完全建立起市场机制作用下的多元主体提供服务的机制。[①]

4. 无锡

在无锡,绝大多数社区公共卫生服务是由政府设立的社区卫生服务机构提供的,公众免费享受。政府按照"收支两条线"的办法对社区卫生服务机构进行管理,给予社区卫生服务机构相应的补助。但在肺结核防治方面,无锡却是实行严格的外包模式,将肺结核防治工作承包给民营的医院。2004年以前,无锡市在结核病防治方面投入不少,但效果一直不理想,各项防控指标在江苏全省属倒数之列。2004年,无锡市卫生局领导人注意到山西运城地区委托民营的安国医院参与肺结核防治的经验,于是,两次派人到山西去考察,与安国医院的领导接

---

① 胡善联等:《我国公共卫生服务均等化的实证研究:重庆市公共卫生服务券的分析与评价》,载《中国卫生政策研究》,2009年,第6期,第20页。

触。最后,无锡市卫生局决定将肺结核防治工作承包给民营的安国医院,政府拨付相关费用。具体做法有:

(1)政府购买的内容和范围

在无锡模式中,无锡市政府主要购买社区结核病防治方面的服务,具体包括:肺结核免费检查、免费治疗、耐多药肺结核病人的发现与治疗管理、肺结核病人耐药监测、特困病人救治、肺结核病人的跟踪服务、业务培训、宣传教育等 8 项工作。

(2)提供机构的选择

在无锡模式中,肺结核防治工作由民营的安国医院承担。而在服务机构的选择方面,实行的是非竞争的方式。2004 年,无锡市卫生局的负责人注意到山西运城地区委托民营的安国医院提供肺结核防治工作的经验,派人去考察,并请该医院的院长到无锡讲课。双方对优秀民营机构参与公共卫生服务的思路完全一致。[①] 最终,2007 年,无锡市卫生局(甲方)与民营安国医院(乙方)、无锡市传染病医院(丙方)签订了《肺结核防治委托书》合同。合同以三年为期,如果安国医院不能让服务对象满意或者有更优秀的服务提供者来竞争,则无锡市有权解除合同而选择别人。

(3)价格与支付

通过估算,《肺结核防治委托书》合同对单次服务任务的标准或某些任务的补贴额做了规定,按照工作量支付资金。每个季度进行考核,根据考核结果按季度拨付资金。

(4)考核与监管

为了更好地对民营的安国医院进行考核与监督,无锡市卫生局制定了《目标考核细则》。考核由卫生局、财政部门联合进行。考核内容包括肺结核防治工作的所有方面,如组织管理、病例发现、疫情报告和管理、免费检查与治疗健康教育等。每

① 董伟:《无锡首试政府购买民营医疗卫生服务》,载《医院领导决策参考》,2006 年第 14 期,第 42 页。

个季度进行一次严格的检查,并随时抽查,发现问题,随时纠正和处罚。

无锡实施政府购买肺结核防治工作后,当年就取得了明显的成效,肺结核病在无锡得到了有效控制:两年以后转诊率达到100%,治愈率达到89.2%。无锡市结核病防治工作在全省排位由倒数第二一跃为正数第三名。[①] 但也有专家认为,无锡市政府购买公共卫生的这种模式也存在一些问题。如对购买价格的确定不是按照市场价格,而是按照估计成本计算的,一直处于低成本运作状态,民营医院处于弱势地位,尚需平等谈判,合理估算成本。另外,民营的安国医院还承担着安置原来国有医院职工的责任,这种附加条件的购买方式显然不利于民营医院的运行。[②]

总之,各地情况不同,采取的购买方式也不同。政府一般都根据地方经济社会发展情况,确定购买内容,选择购买对象,对服务提供机构的绩效进行考核与监管,按照绩效付款。各地政府的购买行为都取得了一定的成效,如在政府投入有限的情况下,实现了社区公共卫生服务的广覆盖,促进了社区卫生服务机构的发展。由于各种原因,政府购买社区公共卫生服务还存在一些问题。其一,政府定价偏低,不能合理补偿服务提供者。无锡模式,政府对肺结核防治方面的定价是按照估计价格计算的,而不是按照市场价格计算的。重庆的卫生服务券也存在面值过低的问题。因此,政府需要合理定价,对提供机构进行合理补偿。其二,在购买安排下,出现了政府职能缺位的问题。在苏州的实践中,出现了过度依赖民营社区卫生服务机构,而政府缺位的现象,最终导致民营社区卫生服务机构过度

---

① 贾西津、苏明《中国政府购买公共服务研究终期报告》,亚洲开发银行,2009,第21页。

② 贾西津、苏明《中国政府购买公共服务研究终期报告》,亚洲开发银行,2009,22页。

追求经济利益,公益性淡化,迫使政府采取"公进民退"的措施。其三是公民参与不足。潍坊、苏州、重庆等地在对社区卫生服务的考核中,都把居民满意度作为一项指标。但总体而言,居民参与的范围和力度还比较小。在政府购买范围和内容的确定上,在其他有关公民利益的重大决策方面,公民的参与还不够。随着政府购买社区公共卫生服务方式的推广,这些问题需要逐步得到重视和解决。

第三节　国内外政府购买社区公共卫生服务的经验

一、强化公共卫生职能,加大政府投入

英国是实行全民免费医疗的国家,公民所需的卫生服务是由政府最终付费的。尽管从 20 世纪 90 年代以来,英国卫生部门进行了多次改革,这些改革主要是对供给方的改革,是为了调动服务提供方的积极性,促使他们节约成本,提高疾病预防效果,但政府在卫生领域的责任并没有减弱。新西兰与英国类似,卫生部门也经历了多次改革,但政府在社区卫生服务领域一直起着主导性作用,是社区公共卫生服务经费的主要提供者。在澳大利亚,社区卫生服务就是为了弥补卫生体系的缺陷而设立的,是为了照顾低收入群体,因此,社区卫生服务的经费来源主要是政府。在美国,政府承担着社区公共卫生的重要责任。如妇幼保健的经费主要来自于联邦、州政府的专项拨款,其余来自于各种健康保险。而在有些健康保险如社会福利性健康保险中,政府开支相当大。2009 年,奥巴马总统上台后,民主党政府掀起了新的医疗改革运动。新的改革强调预防,加大政府在卫生保健方面的投入。在国内,潍坊市"政府主导、公益性质、市场机制、购买服务"模式运行较为顺利。一方面发挥了政府的主导作用,保证了社区卫生服务的公益性;另一方面,

发挥了市场机制的作用，使公立社区卫生服务机构和民营社区卫生服务机构进行适度的竞争。在重庆模式中，政府不断加大投入，在实现城乡公共卫生服务均等化方面取得了显著成效。而苏州的实践没有取得明显的成效，原因是多方面的，包括过度依赖民营社区卫生服务机构、政府监管不到位，以及政府补偿低、补偿不及时等，其中最主要的原因就是政府投入不够，职能不到位。这说明要使政府购买社区卫生服务模式顺利运行，就须强化政府职能，加大政府投入。

二、根据居民需要与经济社会发展状况确定购买内容

在新西兰、英国、美国、澳大利亚等发达国家，社区公共卫生服务项目一般包括健康教育、健康档案、疾病预防、妇幼保健、精神卫生、康复、生育技术服务等。在这些发达国家，高血压、高血糖、糖尿病等疾病的患病率较高，因此，慢性病控制和疾病筛查也成为各国社区公共卫生服务的重要内容。有些国家和地区也会根据公民健康需要提供一些特殊服务项目。如澳大利亚的土著人健康服务、新西兰的毛利人等少数民族健康服务等。各国政府在确定购买项目时，一般都会了解居民的健康需要，采取各种措施保证公众能参与其中。

在国内，潍坊、苏州、重庆、无锡等地也根据实际情况，按照经济社会发展状况和当地居民的健康状况确定购买内容。如潍坊市聘请第三方专业机构，结合该市经济发展状况、政府财力、居民健康状况等对居民所需的项目进行科学测算和论证，确定所购买的内容。无锡根据当地肺结核病防治工作现状决定将该服务外包。各地政府购买项目的确定还受到中央相关政策的影响，如国家基本公共卫生服务项目、国家重大公共卫生服务项目，是各地购买的基本内容，各地可以根据经济和财政状况适当增加一些项目。

三、探索多种购买方式

在新西兰，政府购买卫生服务在早期是采取"内部市场"形式，公立和私立社区卫生机构为获得合同，争取政府财政资金进行竞争。后来，为促进公共卫生服务的公平性，避免过度的商业化，合作取代了竞争，强制的竞争合同条款被删除，但购买与提供分离的模式被保留。英国也经历了由"内部市场"向购买与提供分离模式的转变。尽管政府购买社区公共卫生服务，但长期合同代替了短期合同，合作代替了竞争，强制性竞争的条款被删除。英国、新西兰的经验表明，在卫生服务领域，由于提供者之间缺乏竞争，致使严格的竞争性购买方式很难实施，但购买与提供分离、按绩效拨款的做法是值得探索的。在美国，由于政府很少拥有卫生服务机构，政府购买公共卫生服务主要采取合同外包的方式，将公共卫生服务外包给投资者所有的营利性组织。

而在国内，无锡购买肺结核防治的模式属于典型的合同外包方式，将该项公共卫生服务承包给民营机构。苏州和潍坊的模式属于混合型的购买模式。因为在这两个地方的购买中，提供主体既有公立的社区卫生服务机构，也有民营非营利性的社区卫生服务机构。只不过在苏州模式中，民营社区卫生服务机构占绝大多数（共39个，民营37个）；而在潍坊模式中，公立社区卫生服务机构占绝大多数（共80个，民营32个）。所以，在苏州和潍坊模式中，政府既向公立社区卫生服务机构购买，也向民营社区卫生服务机构购买。前者即"内部市场"，后者即合同外包，实质上都是合同购买。而在重庆模式中，政府购买所采取的主要方式是"服务券"，这实际上是服务券与合同制结合而形成的模式。政府卫生部门与符合条件的社区卫生服务机构签订服务合同，最后根据提供机构收取的服务券数量拨付经费。

　　无论是合同外包、内部市场、购买与提供分离，还是公私竞争的混合型购买及服务券方式，都是按绩效付款。国内外实践表明，一国或地区要根据当地的实际情况和要购买的服务项目内容来确定合理的购买方式。

四、对服务提供者进行合理补偿与支付

　　英国、新西兰、澳大利亚等国家的实践表明，政府可以采取多种支付方式合理补偿服务提供者。在英国和新西兰，政府主要按照签约人头数向社区卫生服务机构支付，但也有些是按服务项目付费的，从而给了居民更多的选择权。在新西兰，卫生部每年向地区卫生局拨付资金，卫生部与地区卫生局之间签订相应的资金提供协议，地区卫生局再按照人口对初级卫生保健组织进行资助。英国初级卫生保健基金会同家庭医生签订合同，根据注册人数定期支付家庭医生一定的款项；人头费是根据当地的实际情况确定的，如居民发病率、常见地方病、患者的年龄、健康状况等。人头费中包含转诊费，这意味着居民可以自由选择家庭医生。政府付费不完全是按人头付费的，在转诊的情况下，政府的支付方式就是按服务项目付费。早期澳大利亚政府对社区卫生服务中心的支付是总额付费或按照人头支付，目前，主要是按照服务项目支付，政府对社区卫生机构的服务质量进行严格的监管和考评。

　　在国内，各地在政府支付补偿方面也积累了许多成功的经验。各地政府对财政资金的拨付方式、拨付程序都做了严格规定。一般各地都采取半年预拨，全年结算的方式。如苏州市是政府财政上半年预付不少于40％的资金，下半年，卫生部门在对合同履行情况进行评估后，根据评估结果并扣除上半年的预付资金，拨付其余的资金。潍坊市也实行"半年付款，全年结算"方式。重庆市实行卫生服务券制度，在财政拨款方面也采取半年预拨，全年算账的方式。但国内普遍存在政府购买价格

低、补偿不到位的现象。如苏州、无锡存在购买价格低的问题，重庆存在服务券面值偏小，不足以补偿服务成本的问题。这启示我们，实行政府购买模式，要合理补偿服务提供者。

五、加强考核与监管

政府购买模式的国内外实践表明，政府的一项很重要任务就是对提供者进行考核与监管，以保证卫生服务的质量，满足公众的健康需求。政府监管包括对社区卫生服务机构市场准入和退出、价格、服务质量等方面的监管。政府监管可以通过定期或不定期的考核、日常的监督检查等形式来进行。政府可以设立相关的机构来进行监管，也可以委托独立的第三方进行监管。如英国卫生部下设保健质量监督委员会，负责监督所有卫生机构包括社区卫生服务机构的服务质量。保健质量监督委员会定期检查服务机构的服务质量，并将考核结果向社会公布，促使卫生服务机构主动改进服务，保证居民享受到高质量的服务。澳大利亚设有卫生服务标准委员会，有一系列的标准体系对各种卫生服务机构的设施进行非官方认证，对社区卫生机构的服务质量也进行严格的监管和考评。1994 年修订的澳大利亚《社区卫生服务认证手册》将认证标准划分为：社区卫生问题的评估与管理、疾病的早期检测、健康促进、社区协调参与和倡导、消费者权益、健康档案、教育培训、计划、质量保证和评价、管理等。[①]

在国内几个市的实践中，政府都加强了对提供机构的监督与考核。如出台专门的监督或考核办法、成立专门的监督考核机构、将监督考核结果与经费挂钩等。有些地方还在考核中注重公众的参与。如潍坊市由政府卫生部门、公共卫生专家、街道办事处、社区居民代表等组成的市、区两级考核机构，负责实

---

① 卢祖洵：《各国社区卫生服务简介及特点分析》，载《中国全科医生》，2002 年 1 月第 1 期。第 39 页。

施考核工作,对服务的项目、数量、质量等进行综合考核。苏州市也出台《社区卫生服务公共卫生工作评估办法(试行)》和《社区卫生服务机构基本医疗和公共卫生服务评估指标》,对评估的内容、评估标准、评估方式、评估主体、评估指标、评估方法等作了明确而详细的规定。无锡市对民营的安国医院的监管比较严格,市卫生局制定了专门的《目标考核细则》,由卫生部门和财政部门对安国医院进行定期和不定期的考核。每个季度进行一次严格的检查,且随时抽查,发现问题,随时纠正和处罚。重庆市各区县在实施"公共卫生服务券"制度的过程中都加强了对社区卫生服务的监管与考核。如黔江区卫生局专门成立了公共卫生服务券领导小组,出台了详细的实施方案。万州区卫生行政部门每年不定期随访或电话回访持券享受服务的居民,将居民的满意度与卫生经费挂钩。

六、促进居民参与社区公共卫生服务

国内外政府购买社区公共卫生服务的另一个经验就是鼓励居民参与。居民可以参与确定公共卫生服务的项目,可以参与对社区卫生服务的评价和监管。新西兰采取了一系列的措施,保证居民参与当地卫生决策。国家卫生部要求地区卫生局每三年进行一次居民卫生需求评估。2000年的《公共卫生和残障法案》提出了三种机制以确保社区居民在当地卫生决策中发挥作用,即选举地区卫生局成员、地区卫生局会议向公众公开、为地区卫生局战略计划提供咨询。如一般地区卫生局有成员11名,其中7名由普选产生,另外4名由卫生部长任命。这些措施保证了地区卫生当局能够提供符合本社区居民需要的卫生服务。20世纪90年代以来,英国采取了一系列政策鼓励公民参与卫生服务,先后出台了"病人宪章"、"健康改善计划"、"初级卫生保健导向的NHS计划"等改革策略和政策。这些改革措施使公众有机会了解和参与卫生服务,在一定程度上保障了公众的利益。在我国,潍坊市采取了一系列的措施鼓励居民参与社区卫生服务评估活动。

这些经验值得我们借鉴,但也要注意吸取国内外政府购买社区卫生服务的一些教训。如英国和新西兰曾经实行过"内部市场"模式,强调卫生服务机构之间靠竞争来获得合同,改革的目的都是为了调动卫生服务机构的积极性,提高卫生服务的绩效,节约卫生资金。但两国改革都遇到了相同的问题:医疗卫生机构缺乏,难以形成机构之间的竞争局面。在卫生机构数量多的地方,医院、社区卫生机构、家庭医生为争夺资金展开了成本高昂的竞争,卫生机构过度追求商业利润,导致卫生服务的公益性减弱。再加上两国后来新上任的政府淡化竞争意识,强调合作,强调卫生服务的公平性,最终导致两国放弃了"内部市场"的许多做法。这也提醒我们,卫生服务具有一定的特殊性,不能过分依赖市场竞争。如苏州的实践表明,过度依赖市场竞争无法确保社区卫生服务的有效提供。要保持社区卫生服务的公益性,政府必须发挥主导作用。但这并不等于退回到官僚制模式上,政府可以举办社区卫生服务机构,将购买与提供分离,按照绩效付款,从而在一定程度上调动社区卫生服务机构的积极性。

第四章 合肥市政府购买社区公共卫生
服务的实践

本章疏理合肥市政府购买社区公共卫生服务的发展历史，从政府购买社区公共卫生服务的运行过程入手，介绍合肥市的主要做法。最后对合肥市社区公共卫生服务的居民满意度和购买成效进行分析。

第一节 合肥市政府购买社区公共卫生服务
的发展历程

合肥市政府购买社区公共卫生服务的发展经历了早期的探索、2005 年之后的全面发展和 2008 年以来的调整完善三个阶段。

一、早期的探索阶段

合肥市社区卫生服务的发展最早可以追溯到 1996 年，当年合肥市成立了第一个社区卫生服务站。1997 年之后，在中央和安徽省相关政策的支持下，合肥市开始重视发展社区卫生服务。1998 年 7 月，合肥市社区卫生服务工作正式起步。1999

年合肥市建立了2个社区卫生服务中心。2000年至2003年，合肥新建社区卫生服务中心13所，社区卫生服务站11所。[1]至2004年底，合肥市城区共建立了22个社区卫生服务中心和38个社区卫生服务站，有627名医护人员在社区卫生服务机构工作，全市社区卫生服务网覆盖面达60%以上。58家社区卫生服务机构被纳入城镇职工基本医疗保险定点单位，瑶海区成为全省第一个国家级社区卫生服务示范区。[2]尽管这一时期社区卫生服务有了初步发展，但还存在许多需要解决的问题。如社区卫生服务覆盖面不够广，还有相当一部分居民无法获得相应的服务；社区公共卫生发展的资金不足，缺乏稳定的投入机制；社区卫生服务机构没有纳入社区规划，发展缺乏统一性；居民对社区卫生服务机构知晓度不高等。

二、全面发展阶段

2005年，合肥市社区卫生服务开始全面发展。当年7月，合肥市政府根据安徽省政府《关于加快发展城市社区卫生服务意见的通知》，结合合肥实际，制定了《合肥市人民政府关于加快发展城市社区卫生服务的意见》。该意见明确了社区卫生服务发展的目标。在社区卫生发展的原则上，坚持"分级管理、以区为主"，按照区域卫生规划，将社区卫生服务建设纳入公共卫生体系之中。引入竞争机制，根据公平、择优的原则，采用公开招标等方式，鼓励单位和个人举办社区卫生服务机构；在卫生资源缺乏且没有社会力量举办社区卫生服务机构的社区，由辖区政府按区域卫生规划及社区卫生服务机构设置规划进行卫生资源调整，举办或委托举办社区卫生服务机构。在社区卫

---

[1] 丁宏等：《合肥市社区卫生服务机构发展情况分析》，载《中国全科医学》，2008年第2期，第190页。

[2] 致公党合肥市委员会：《关于我市社区卫生服务工作的研究与思考》，见合肥市政府网站，www.hefei.gov.cn

生服务建设的筹资上,市、区财政按常住人口每人5元(市、区按2:3比例)的标准,建立社区公共卫生服务专项经费补助制度。市级财政补助经费主要用于全科医师培训、社区卫生服务机构配套及奖励等。区级财政逐步实行按社区服务人口由本级财政向社区服务机构购买公共卫生服务的政策,纳入财政预算。该意见还就建立健全社区卫生服务体系、推动社区卫生服务快速发展、加强社区卫生服务规范管理等提出了具体的建议。这一时期,政府还出台了许多社区卫生发展的配套政策。为规范合肥市社区卫生服务的发展,合肥市人民政府颁布了《合肥市城市社区卫生服务管理办法》(合政办〔2005〕50号),对社区卫生服务机构的基本条件、设置审批、执业管理等作了详细的规定。为规范社区卫生财政资金的管理,合肥市财政局颁布了《合肥市城市社区卫生财政补助资金管理暂行办法》(合财〔2005〕50号),对社区卫生财政补助资金来源和使用范围、社区卫生财政补助资金的使用管理和拨付、社区卫生财政补助资金的监督检查作了详细的规定。为规范考核方法,市政府办公厅印发了《合肥市城市社区卫生服务考核办法》(合政办〔2005〕47号)。为培养社区卫生人才,合肥市还专门制定了《合肥市社区卫生服务人才培养实施办法》(合卫科〔2005〕74号)。这些政策的制定为社区卫生服务的发展提供了强有力的政策保障。

2006年,合肥市在中央和省相关政策精神指导下制定了《关于进一步加快合肥市发展城市社区卫生服务的意见》,明确指出政府要在社区卫生服务领域起主导作用,鼓励社会参与,坚持社区卫生服务的公益性,坚持"分级管理,以区为主"的原则。按照该政策,社区卫生服务机构主要通过现有卫生机构转型确立,如政府举办的一级、部分适宜转型的二级医院和国有企事业单位所属医疗机构等可通过整体转型或改造改制设立。而对现有卫生资源不足的区,由政府按照区域卫生规划,通过政策引导并采用公开招标的方式设立,鼓励二级、三级综合医院和社会力量参与发展社区卫生服务。在这一政策的推动下，合肥市社区卫生服务机构短期内实现了快速增长，实现了对人口的广覆盖。至 2006 年 5 月，合肥共有社区卫生服务中心 39 所，社区卫生服务站 98 所。社区卫生服务机构的建筑面积、人员配置、床位设置均达到国家相关标准。但这一时期，社区卫生发展也存在一些问题，如覆盖面还不够广、功能不够完善、8.3％的中心和55.7％的站为民营或私营机构等。①

2007 年，合肥市人民政府制定了《合肥市社区卫生服务（2007－2011 年）发展规划》，对合肥市社区卫生服务的现状、存在的主要问题、规划目标、规划原则、机构设置、建设标准、保障措施等作了详细的介绍与规定，成为这一时期合肥市社区卫生服务发展的主要政策依据。该规划明确指出，居民可以在社区得到免费的基本公共卫生服务和按成本收费的基本医疗服务。基本公共卫生服务由政府购买。社区卫生服务机构以政府举办为主，鼓励社会力量参与，发挥社会力量在发展社区卫生服务中的积极作用。社区卫生服务中心原则上由政府举办或由公立医院延伸举办。

三、调整完善阶段

2005 年至 2008 年期间，合肥市对社区卫生工作实行了鼓励性发展措施，短期内实现了社区卫生服务机构的增加。但快速发展也带来了一系列的问题，如社区卫生服务机构良莠不齐，有些机构提供服务能力差，环境设施差。最重要的是大量社区卫生服务机构是民营机构，这些机构过度追求经济利益，导致公益性不足。在这种背景下，市政府以质量、环境、服务、条件等为硬标准，对其进行严格考核，规范了社区卫生服务机构的布局，减少了民办机构的数量，突出体现了社区卫生服务的公益性。市政府先后出台了《关

---

① 丁宏等：《合肥市社区卫生服务机构发展情况分析》，载《中国全科医学》，2008 年第 2 期，第 190－191 页。

于改进和规范社区卫生服务站建设的意见》、《关于社区卫生服务站调整整顿的意见》等文件,指导对社区卫生服务机构的调整和整顿工作。按照中心与站 1∶1.5 的比例,调整退出服务站 82 所。目前,在全市 50 所社区卫生服务中心中,公立占 92％,民办占 8％;在 77 所服务站中,公立占 36.4％,民办占 63.6％。① 社区卫生服务的公益性得到了进一步体现。

第二节　合肥市政府购买社区公共卫生服务的主要做法

　　合肥市发展社区公共卫生服务事业的模式独特,即"三主三辅"的社区卫生发展模式:"以公立为主,民办为辅"、"以中心为主,卫生站为辅"、"以区政府为主,街居为辅"。以公立社区卫生服务机构为主,以民办社区卫生服务机构为辅,充分发挥政府的主导作用,保障社区卫生服务的公益性。政府举办的社区卫生服务中心成为社区卫生服务的主要提供者,中心覆盖不到的地方,则建立卫生服务站。区政府是社区卫生服务机构规划、建设、投入、管理的主体,是社区卫生服务发展的主要责任者。街道办事处和居委会辅助区政府做好相关工作。2005 年以来,合肥市探索采用政府购买的方式来提供社区公共卫生服务的主要做法有:

一、政府购买的对象

　　合肥市的主要做法是在政府主导下,鼓励社会力量参与提供社区公共卫生服务,培养符合资质的服务提供机构。2005 年之前,合肥市社区卫生服务机构数量比较少。2005 年《关于加快发展城市社区卫生服务的意见》指出,引入竞争机制,根据公平、

---

　　① 　数据由合肥市卫生局提供。

择优的原则,采用公开招标等方式,鼓励单位和个人举办社区卫生服务机构。这一政策大大促进了社区卫生服务工作的发展。2005 年至 2006 年一年内,合肥市新增社区卫生服务机构 82 家。2006 年《关于进一步加快合肥市发展城市社区卫生服务的意见》指出,要坚持社区卫生服务的公益性质,坚持政府主导,鼓励社会参与,多渠道发展社区卫生服务。该意见还明确指出,社区卫生服务机构的设立可以采取依赖现有卫生资源、辅以改扩建和新建,健全社区卫生服务网络等措施。在实际操作中,各区没有实行公开招标,而是采取准入制。即具有意向的医疗机构向卫生部门提出申请,卫生部门按照社区卫生服务机构的设置标准及区域卫生规划进行审核,符合条件的予以批准。社区卫生服务中心由市卫生局审批,社区卫生服务站由区卫生局审批。在这些政策的促进下,合肥市社区卫生服务机构逐年增加。

2008 年以前,合肥市社区卫生服务机构以民办和个体为多,占 80%以上,这些个体和民营社区卫生服务机构主要集中在市区,社区卫生服务的公益性体现不足。因此,合肥市从 2008 年开始调整社区卫生服务机构的结构与布局,强化政府的主导作用。按照中心与站 1∶1.5 的比例,调整退出了一批社区卫生服务站。目前全市城区已建立社区卫生服务机构 127 所,其中中心 50 所,公立占 92%,民办占 8%;社区卫生服务站 77 所,公立占 36.4%,民办占 63.6%。政府与这些社区卫生服务机构签订合同(每年签 1 次),按照绩效核定补偿这些社区卫生服务机构的经费。目前,合肥市城区社区卫生服务机构的分布情况(截止 2011 年 4 月)如"表 4-1"所示。

表 4-1　2011 年合肥市社区卫生服务机构数量

机构	公立	民营	合计
中心	46	4	50
站	28	49	77
合计	74	53	127

(资料来源:调研资料,合肥市卫生局提供。)

二、政府购买的内容与项目

早期社区卫生服务机构主要从事医疗、预防、保健、康复、健康教育、计划生育技术服务与指导"六位一体"的服务,其中,政府购买的主要是公共卫生服务项目,如预防、健康教育等,内容较少。随着经济的发展,财政收入的增长,政府购买的公共卫生服务项目有所增加。自 2007 年开始,政府购买的社区公共卫生服务项目逐渐增多,涉及居民健康信息管理、健康教育、传染病防治、慢性非传染性病防治、精神卫生、妇女保健、儿童保健、老年保健、康复、计划生育技术咨询指导等 12 项服务。2009 年,国家实施基本公共卫生服务制度,基本公共卫生服务目录内的服务都由政府购买,居民免费享受。2009 年,基本公共卫生服务项目有 9 大类 21 项,2011 年,增加为 10 大类 41项。少数社区卫生服务机构除了提供国家基本公共卫生服务项目以外,还提供其他一些公共卫生服务,如眼病和牙病防治、碘缺乏病监测等。

政府向社区卫生服务中心购买的基本公共卫生服务项目包括:建立居民健康档案、健康教育、免疫接种、传染病报告与处理、儿童保健、孕产妇保健、老年人保健、高血压健康管理、糖尿病健康管理等。除了购买基本公共卫生服务项目外,还购买计划生育技术服务、社区康复服务等。由于社区卫生服务中心缺乏相关的技术与设施,实际上没有或者很少提供某些服务,如对精神病患者,社区卫生服务中心(也包括站)一般只是建立健康档案,而治疗跟踪等服务实际上没有或很少提供,一般是由专门的精神病医疗机构提供。在免疫接种方面,社区卫生服务中心都开展这一工作。另外,综合医院、专科医院、妇幼保健机构、疾病预防控制机构也提供了一部分预防保健服务。在卫生监督和协管方面,各社区卫生服务机构主要起协助作用,卫生监督部门起主要作用。在孕产妇保健方面,社区卫生服务中心一般只提供产后访视服务，目前只有少数社区卫生服务中心提供产前检查服务。建档、产前检查、产后体检等由妇幼保健机构和其他医疗保健机构提供。到2012年底，所有的社区卫生服务中心已都能提供妇幼保健服务，如妇科病检查、产前检查、产后访视、产后42天检查、计划生育咨询指导服务、新生儿访视、儿童体检服务等。

政府向社区卫生服务站购买的公共卫生服务主要是建立健康档案、健康教育、传染病报告与处理、老年人保健、儿童保健（主要是新生儿访视，少数站也提供预防接种服务）、糖尿病患者管理、高血压患者管理、重度精神病患者管理，除了这些基本公共卫生服务项目以外，还有计划生育咨询指导服务、社区康复服务等。事实上，由于社区卫生服务机构设施和技术有限，目前，合肥市社区卫生服务站的主要工作就是建立居民健康档案和健康教育，其他服务较少开展。由于社区卫生服务站医疗设施比较少，一些服务如老年保健也只能部分开展，如帮老年人量血压、血糖等。对重度精神病的管理，服务站实际上也没有或很少开展。有位社区卫生服务站负责人说，"站的主要任务就是建立健康档案"。

三、政府购买的成本与价格

在社区公共卫生服务项目成本测算方面，合肥市的主要做法是根据安徽省相关政策要求，请社会第三方进行测算。根据社区卫生服务机构为社区居民提供的服务项目、服务质量等测算服务成本。对服务中产生的材料费、检查费，按实际成本价格测算；管理费则按直接的有效工作时间和全市在岗职工年平均工资测算。2008年，安徽财苑会计师事务所对合肥市社区卫生服务机构的服务成本进行了测算，其中，中心提供的12项社区卫生服务人均成本分别为社区卫生诊断1.61元、社区卫生信息管理0.87元、居民健康档案管理0.88元、社区健康教育 0.12 元、预防接种 1.25 元、传染病预防控制 0.17 元、慢性病预防控制 3.37 元、妇女保健 1.23 元、儿童保健 0.88 元、老年保健 1.26 元、康复服务 0.23 元、计划生育技术指导 0.05 元,12 项服务人均成本总计为 11.9 元。社区卫生服务站 8 项服务的人均成本分别为：社区卫生信息管理 1.9 元、居民健康档案管理 1.21 元、社区健康教育 0.12 元、传染病预防控制 0.44 元、慢性病预防控制 2.95 元、老年保健 1.28 元、康复服务 0.42 元、计划生育技术指导 0.04 元,8 项服务人均成本总计为 8.4 元。[①]

　　2009 年,国家实施基本公共卫生服务项目以后,基本公共卫生服务的成本与经费构成主要由省级物价部门来统一确定。合肥市按照中央和省的要求,公共卫生服务项目人均标准由 2006 年的人均 5 元提高到人均 15 元。2011 年,人均标准增加到 25 元。购买价格是在省统一测算的基础上,根据合肥市实际经济社会发展状况确定的。2011 年,合肥市基本公共卫生服务人均 25 元的主要构成是：建立居民健康档案 3.45 元、健康教育 2.7 元、预防接种和乙肝补种 1.14 元、传染病报告与处理 1.28 元、儿童保健 2.94 元、孕产妇保健 2.51 元、老年人保健 5.54 元、高血压健康管理 2.6 元、2 型糖尿病健康管理 1.1 元、重性精神疾病管理 0.45 元、卫生监督协管 1.29 元。[②]

四、政府购买的筹资与支付

　　2005 年,《合肥市人民政府关于加快发展城市社区卫生服务的意见》提出,在社区卫生的筹资上,市、区财政按常住人口每人 5 元（市、区按 2∶3 比例）的标准,建立社区公共卫生服务专项经费补助制度。并且,这一标准逐年增长,2010 年,已达

---

　　① 刘娟、张陶胜：《合肥市社区卫生服务中心公共卫生服务项目成本测算情况》,见安徽省财政厅网站,www.ahcz.gov.cn.
　　② 数据由蜀山区卫生局提供。

到人均 10 元。2009 年,国家实施基本公共卫生服务项目,要求人均基本公共卫生经费不低于 15 元。因此,合肥市各级财政增加了对基本公共卫生服务的投入。2009 年,合肥市实际人均酬资标准达到了 20 元,其中市区两级标准为人均 13 元。[1]全市各区县都将社区卫生服务资金纳入财政预算,形成了比较稳定的投入机制。

为规范社区卫生资金的使用,合肥市在 2005 年就制定了《合肥市城市社区卫生财政补助资金管理暂行办法》。规定由区财政部门、区级卫生部门建立社区卫生服务经费补助考核制度,按照社区卫生服务项目、任务、完成的质量拨付,使经费和任务挂钩。各区都制定了相应的考核制度,将考核与资金拨付挂钩。市级社区卫生经费由市级卫生部门在每年的 10 月底前,在对各区社区卫生进行考核的基础上,在区级经费到位的情况下,市财政依据考核结果,在年度预算安排的社区卫生配套经费总量内拨付。自 2009 年实施国家基本公共卫生服务项目以来,合肥市主要是按照 2010 年安徽省《安徽省基本公共卫生服务项目资金管理暂行办法》来规范资金管理的。中央财政按常住人口人均 15 元(2011 年增加到 25 元)筹资标准的 60%给予补助,省承担 20%,市县(区)承担 20%。在基本公共卫生服务资金的拨付上,对社区卫生服务中心,采取上半年预拨50%,下半年考核结算的方式。对社区卫生服务站,各区做法不统一。如蜀山区对社区卫生服务站是采取每年考核两次,发放两次的方式。而庐阳区则采取按年底考核一次性发放的方式。

五、政府购买的形式

合肥市政府购买社区公共卫生服务采取了多种形式,如合

---

[1] 合肥市卫生局:《合肥市社区卫生服务体系建设改革调研报告》。

同制、服务券、补助、特许经营等。

合肥市的合同制实践。与一些地方采取完整的合同购买形式不同,合肥市政府在购买社区公共卫生服务过程中,政府与服务提供机构之间不是签订比较完整的合同,而是采用签订责任状的方式。市卫生局每年与社区卫生服务中心签订责任状,区卫生局每年与社区卫生服务站签订责任状;由于中心与站是实行一体化管理的,所以中心与站之间也签订公共卫生方面的责任状。社区卫生服务机构按照政府要求提供公共卫生服务。责任状比较简要,与完整的合同相比,责任状凸显了服务提供方的责任和义务。政府对社区卫生服务机构实行动态管理,对完不成任务,考核不合格的,减少经费补助,甚至取消服务提供资格。当然,非政府举办的社区卫生服务机构也可以主动退出,如蜀山区就出现过第四人民医院举办的社区卫生服务中心主动退出的例子,原因是该中心觉得条件不够,无法完成相应的公共卫生服务任务。2009年以来,一些社区卫生服务站由于环境差而被淘汰。在政府购买模式下,短期合同代替长期合同,政府补偿与绩效挂钩,社区卫生服务机构不再处于垄断地位,而是处于竞争环境中,这就更好地调动了服务提供机构的积极性。

近年来,合肥市在社区卫生服务领域也实行了服务券制度。自2009年9月始,合肥市向每个孕产妇发放了价值200元的服务券,孕妇可以免费享受5次产前检查、2次产后探视,还包括2次新生儿探视服务。产前检查可以在社区卫生服务中心进行,也可以在医院、妇幼保健院等医疗机构进行。产后访视服务由社区卫生服务中心或站来承担。孕产妇服务券由市卫生局设计和监制,市妇幼保健所负责印制。服务券由各区妇幼保健站发放,同时和孕妇约定相应的医疗保健机构。孕妇前往约定的医疗保健机构接受服务,交付服务券;医疗保健机构凭借收到的服务券,按区、县分类,每个季度在指定时间内到各区、县妇幼保健机构结算,经区县妇幼保健机构核准后,按照结算总额的90％下拨经费。其余10％经费与项目实施的绩效挂钩,经绩效考核后拨付。儿童保健服务券与孕产妇服务券的操作程序基本一致。2009年,合肥向适龄儿童发放的服务券包括2次新生儿探视服务券(随孕产妇服务券一起发放),0～3岁儿童8次免费体检券,总价值230元,其中,儿童免费体检价值200元。自2011年9月1日起,合肥市新生儿疾病筛查、新生儿听力筛查与托幼机构儿童体检等3项妇幼保健服务全部实现免费,这三项服务大约价值100元,这些服务项目也实行服务券制度。另外,免费享受服务的儿童群体由0～3岁扩大到0～6岁。2011年下半年,合肥市对老年保健也开始实行服务券制度。老年保健服务券的操作流程与妇幼保健券的操作流程稍有不同。老年人服务券由街道办事处和居委会负责发放;提供服务的社区卫生服务机构凭回收的服务券,交卫生部门审核,由财政发放相应的资金。发放方式与妇幼保健券类似,先拨付90％的费用,剩下10％根据绩效考核发放。

补助与特许经营。近年来,合肥市除了按照社区卫生服务机构提供的服务数量和质量购买服务以外,还对社区卫生服务的硬件、网络建设、人才培养等给予补助,对完成公共卫生服务比较好的机构给予额外奖励。政府通过实施民生工程、国债工程等项目,增加了对社区卫生服务机构的补助,以改善社区卫生服务的设施与环境。至2011年3月,合肥市通过实施民生工程、国债工程,用于社区卫生服务机构的补助已经累计达到6 865万元。[①]此外,政府也以特许经营的方式允许社区卫生服务机构提供一些特殊的服务,如计划外疫苗接种。对此类项目,政府加强监管,如严格按自愿原则,告知接种者或其监护人,在他们知情并签字后才能接种,且按照政府规定的价格收

---

① 合肥市全面加快社区卫生大发展,中华人民共和国卫生部网站 www.moh.gov.cn

取费用。

六、政府对服务提供者的考核

2005年5月,合肥市制定了《合肥市城市社区卫生服务考核办法》,将社区卫生服务工作列入政府年度目标考核。同时,结合创建国家卫生城市活动,将社区卫生服务作为卫生先进社区评比内容之一纳入考评。此后,市卫生局根据这一考核办法制定了考核标准,将社区卫生服务机构的考核内容分为依法执业和管理情况(10分)、机构制度建设(10分)、业务用房、科室设置和设备配置情况(12分)、人员配备和培训(12分)、社区卫生服务功能(40分,其中公共卫生部分35分,基本医疗5分)、基础工作规范化管理(10分)、服务效果社会评价与民主监督(6分),共100分。另外还有5分的加分项目。[①] 与之后的社区卫生服务考核相比,这一时期的考核显得比较宽泛,没有专门针对社区公共卫生服务的考核,而是综合性的考核。由于这一时期社区卫生服务刚刚起步,考核的目的之一在于以考核促规范,所以考核比较重视制度建设、依法执业、规范管理等内容,而对社区卫生服务的功能(公共卫生服务和基本医疗服务)的考核只占其中比较少的一部分。2005年11月,合肥市财政局颁布《合肥市城市社区卫生财政补助资金管理暂行办法》,该办法指出,区级社区卫生经费由区财政部门会同同级卫生部门建立社区卫生服务经费补助考核制度,按照社区卫生服务项目、任务、完成的质量拨付,使经费和任务挂钩,以提高资金的使用效率。2006年《关于进一步加快合肥市发展城市社区卫生服务的意见》再次强调,根据社区服务人口、社区卫生服务机构提供的公共卫生服务项目的数量、质量和相关成本核定社区公共卫生补助经费,定

---

① 2007年合肥市社区卫生服务机构年度考核评分表。

期综合考核社区卫生服务机构提供的公共卫生服务数量、质量和效果,并给予补助。

2009年之后,社区卫生服务的考核逐渐走向规范,全市统一了考核主体和考核频次。市政府每年一次对区政府和社区卫生服务中心进行考核,区政府每年两次对辖区社区卫生服务中心、站进行考核,社区卫生服务中心每季度对社区卫生服务站考核一次。考核内容突出社区公共卫生服务成效、社区公共卫生服务的数量与服务质量和居民满意度。主要考核公共卫生、基本医疗和服务能力三方面。公共卫生服务300分,基本医疗300分,服务能力200分,这属于一级指标。在公共卫生服务中,建立居民健康档案55分、健康教育35分、免疫规划30分、传染病报告和处理20分、儿童健康管理30分、孕产妇健康管理30分、老年人健康管理20分、高血压患者健康管理30分、Ⅱ型糖尿病患者健康管理30分、重度精神病患者管理20分,这些是二级指标。考核标准细化到三级指标。如在建立居民健康档案二级指标下的三级指标包括三个方面:健康档案建档率35分、健康档案合格率10分、健康档案使用率10分。相关的考核内容和评分办法比较详细,具有较强的可操作性。健康档案管理的评分标准是:人口数量或分类特征缺一项扣0.5分;无建档一览表扣3分。建档率大于或等于40%,得15分;20%~40%,得10分;小于或等于20%的,得5分。电子健康档案建档率大于或等于30%,得15分;20%~30%,得10分;10%~20%,得5分;小于或等于10%,不得分。健康档案合格率的评分办法是:随机抽查人群健康档案20份,评估健康档案的填写情况。未使用规范表格的扣1分,基本表格不全的扣1分,未统一编码的扣1分,填写不完整的扣2分。合格率大于或等于80%,得3分;50%~80%,得2分;小于或等于50%,得1分。抽查10份健康档案(电话随机访问或逻辑推断),了解档案真实情况,真实率达100%,得5分;发现一例弄虚作假,得 0 分。档案使用率的评分标准是:随机抽取 20 份健康档案,查看一年内档案有无更新。使用率大于或等于 40%,得 10 分;30%~40%,得 8 分;20%~30%,得 6 分;10%~20%,得 3 分;小于或等于 10%,得 1 分。[①] 考核采取打分制,满分 100 分,根据工作数量、质量和居民满意度等情况,按照对应的考核标准和考核方法进行打分。得 95 分以上为优秀,得 85~95 分为良好,85 以下 60 分以上为合格。考核结果直接与经费拨付挂钩。每年引入第三方在全市居民中开展社区卫生服务知晓率和满意度调查。

七、政府对服务提供者的监管

实行政府购买社区公共卫生服务,是政府职能和角色的转变,不等于政府放手不管。在政府购买模式下,政府的角色是筹资者、服务购买者和监管者,其中,监管者的角色至关重要。政府对社区卫生服务的监管体现在多个方面:

一是在服务机构的准入上,合肥市实行严格的审批制。凡本市境内具备提供社区卫生服务的基本条件、符合《合肥市区域卫生规划》和相关法律法规、并能独立承担民事责任的法人或自然人均可申请开展社区卫生服务。另外,社区卫生服务机构执业应当具备履行社区卫生服务职能的基本条件,并取得卫生行政部门颁发的《医疗机构执业许可证》,符合卫生部门制定的有关社区卫生服务中心或站的相关政策。市卫生局负责社区卫生服务中心的审批,区卫生局负责辖区社区卫生服务站的审批。

二是加强日常监管。市、区卫生局按照《医疗机构管理条例》、《中华人民共和国执业医师法》、《中华人民共和国药品管理法》、《中华人民共和国价格法》等法律法规对社区卫生服务

---

① 2010 年合肥市社区卫生服务机构绩效考核标准(公共卫生部分)。

机构的日常行为进行监管,主要是对机构人员的使用、医疗经营范围、收费等进行监管,以使社区卫生服务机构规范运作。例如,2008年10月,蜀山区有近一半的社区卫生服务机构都收到整改督办通知,辖区内21家考核不及格的社区卫生服务站收到"黄牌",这些社区卫生服务站在提供公共卫生服务方面存在弄虚作假的现象,档案资料的真实性差。蜀山区卫生局向不及格的21家社区卫生服务站发出督办通知,要求他们及时进行整改。2011年1月,合肥市物价部门查出多家社区卫生服务中心存在乱收费现象,就对这些中心提出了整顿意见。这些监管措施的实施,使社区卫生服务机构得以规范运作,提高了服务质量,改善了服务态度,从而更好地满足了居民的健康服务需求。

三是完善退出机制。在社区卫生服务发展初期,由于数量少,居民覆盖率低,政府采取了鼓励发展社区卫生服务机构的措施,短期内社区卫生服务机构实现了对全市民的广覆盖。但社区卫生服务机构的快速发展也带来了一系列的问题,如社区卫生服务机构良莠不齐,一些社区卫生服务机构的条件和环境比较差,功能不到位,无法完成社区卫生服务,以及居民满意度不高等。针对这种现象,2008年,合肥市政府出台了相关政策对社区卫生服务机构进行整顿,建立退出机制,逐步淘汰了一批条件差、考核不合格的机构。

第三节　合肥市政府购买社区公共卫生服务的成效分析

本节对合肥市政府购买社区卫生服务的居民满意度调查情况进行分析,并在此基础上分析合肥市政府购买社区公共卫生服务所取得的成效。

一、合肥市社区卫生服务的居民满意度调查情况

2011年10月至11月,我们就合肥市社区卫生服务居民满意度进行了问卷调查,发放问卷240份,收回有效问卷238份。具体调查情况如下:

1. 被调查者的性别比例分布

从被调查者的性病比例分布来看,男女比例基本平衡。在238名受访者中,有男性受访者121名,占51.1%;有女性受访者117名,占48.9%。

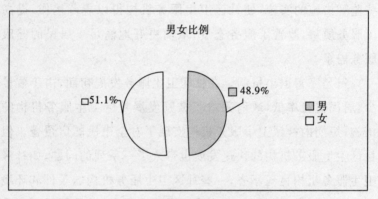

图 4-1　被调查者性别比例分布

2. 被调查者的文化程度

被调查者的学历结构是:本科的比例最大,占样本总数的24.8%;其次为高中学历,占23.9%;大专的比例也占到了样本总数的22.7%;小学及以下和研究生及以上的比例较小,分别占到了样本总数的6.3%和2.1%。

图 4-2　被调查者学历分布

3. 被调查者的年龄分布

25～34岁,占样本总数的51.5%;35～44岁,占16.2%;65岁以上,占10.2%;24岁以下、45～54岁以及55～64岁所占比例均不足10%。之所以出现25～34岁和35～45岁的受访者占大多数的现象,一个很重要的原因是,这一年龄段的群

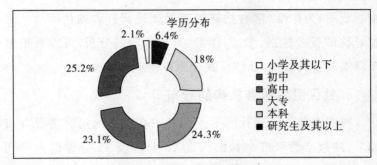

体一般都是 0～6 岁儿童的家长，是儿童保健、孕产妇保健、预防接种等公共卫生服务项目的主要接受者。

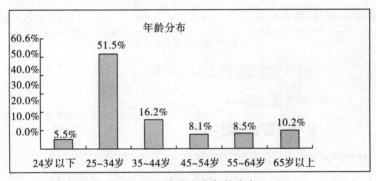

图 4-3　被调查者年龄分布

4. 被调查者的月平均收入分布

2 000 元以下，占 35.9％；2 000～2 999 元，占 25.6％；3 000～3 999 元，占 18.4％；8 000 元以上，仅占 1.3％。

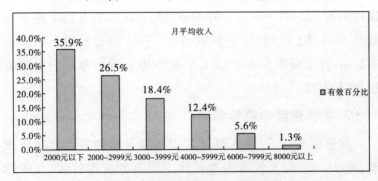

图 4-4　被调查者的月平均收入分布

总体而言，从对被调查者的情况分析看，被调查者具有一定的代表性。本次调查的抽样主要是以地域（各社区卫生服务中心或站)为标准,这种抽样能够保证被调查者的代表性。通过对被调查者性别、学历、年龄、月收入等的分析,可以看出整个样本具有代表性,能够反映合肥市的总体情况。

5.社区卫生服务机构的分布

被调查者步行到社区卫生服务中心或站的用时情况分布如下:超过半数(53.8%)的人在15分钟及15分钟以内可到达;21.4%的被调查者需要用时30分钟以上;用时21~30分钟的被调查者仅占9.2%。可见,合肥市社区卫生服务机构的分布已经实现了广覆盖。

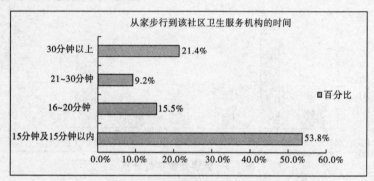

图 4-5　居民从家步行到社区卫生服务机构的时间

6.被调查者的就诊等候时间

被调查者的就诊等候时间主要在15分钟内,其中,5分钟以内的占53.4%,6~15分钟的占27.3%,二者占到了样本总数的80%以上;16~30分钟的占18.9%,30分钟以上的只占0.4%。这说明居民在社区卫生服务中心就诊等待的时间较短,比较方便。

7.被调查者的就诊频率

从被调查者2010年到社区卫生服务机构的就诊次数来看,有28.6%的人没有去过社区卫生服务机构就诊,有将近30%的居民在2010年社区卫生服务机构的就诊次数在5次以上,其余的就诊次数都在1~5次。如图所示:

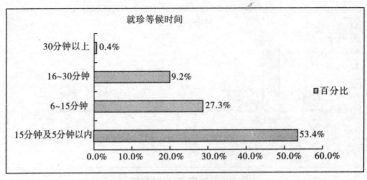

图 4-6　被调查者的就诊等候时间

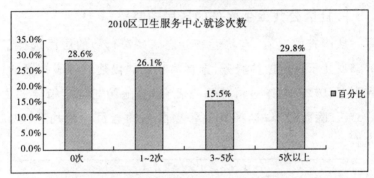

图 4-7　被调查者去年在该社区卫生服务中心就诊次数

8. 被调查者付费情况

　　从被调查者在社区卫生服务机构就诊的付费形式来看,有42.3%的居民选择全自费,其次是选择城镇居民医保和城镇职工医保付费,分别占到17.9%和13.9%;选择商业保险付费的仅占0.7%。社区公共卫生服务是由政府免费向公众提供的,但社区卫生服务机构对随机拦截的社区卫生服务机构就诊者,就难以将接受公共卫生服务和基本医疗服务的人群区分。而接受基本医疗服务的人群,有的没有参加各类社会保险,就选择自费。还有一种情况,即使政府免费提供某些基本公共卫生服务项目,如预防接种,却有一些居民放弃政府免费提供的国产疫苗,而自费购买进口疫苗。所以,总体上,完全自费的比例较高。

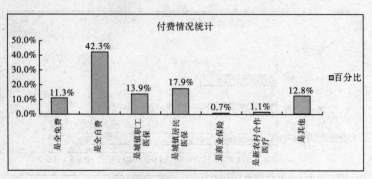

图 4-8　被调查者付费情况

9.社区公共卫生服务的居民知晓率

从调查情况看,有将近三分之一(27.1%)的居民选择了 0~6岁儿童疫苗接种服务;选择为社区居民建立健康档案的, 占到了 16%;选择对精神病患者登记、随访与健康指导的为 1.3%。除此之外,选择其他各项服务的居民比例均在 10% 左右。

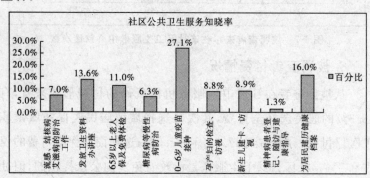

图 4-9　社区公共卫生服务的居民知晓率

10.对社区卫生服务的满意度

此次调查采用社区卫生服务设施的满意度、卫生环境满意度、医护人员技术水平满意度、医护人员服务态度满意度,以及服务收费满意度五个指标对居民的社区医疗服务满意度进行测评。结果表明居民对社区卫生服务的满意度总体较高,其中,医护人员的技术水平满意度相对较低、医护人员的服务态度满意度比较高。

（1）对社区卫生服务设施满意度

在4分及4分以上的,占68％;3分及3分以下的,仅占4.2％。

（2）对社区服务环境卫生的满意度

在4分及4分以上的,占71％;2分及2分以下的,仅占3.8％。

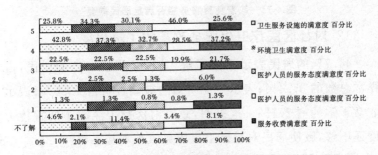

图4-10　社区卫生服务的居民满意度

（3）对医护人员技术水平的满意度

11.3％的居民对医护人员的技术水平满意度不高。满意度在4分及4分以上的占62.2％。

（4）对社区医护人员服务态度的满意度

73.6％的居民对社区医护人员的服务态度满意度在4分及4分以上,其中有将近50％的人选择了5分。可见,社区医护人员的服务态度得到了居民的普遍认可。

（5）对社区卫生服务收费的满意度

超过60％的居民给予了4分及4分以上的评分。

因此,从总体上看,居民对社区卫生服务的满意度比较高。

11.政府免费服务能否满足居民需要

大部分被调查者表示基本能满足,占75.3％;表示不能满足的占16.2％;表示完全能满足的占5.6％;表示说不清的占3.0％。

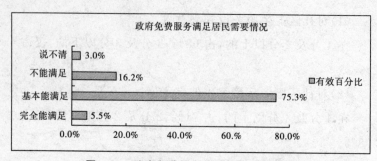

图 4-11　政府免费服务能否满足居民需要

12. 对社区医疗卫生服务改革的了解程度

44.7％的居民表示不太了解，其次是了解一点的居民，占样本总数的 37.4％；表示一无所知的被调查者占 12.8％；表示非常了解的占 2.1％。这表明，政府对医疗卫生改革的宣传力度还不够，致使居民对社区卫生服务改革不甚了解。

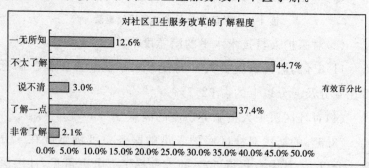

图 4-12　居民对社区卫生服务改革的了解程度

13. 对社区卫生服务改革进行评分

37.3％的被调查者打 3 分，29.1％的被调查者打 4 分，17％的被调查者打 5 分，6％的被调查者打 2 分，平均分为 3.37分。

14. 对谁来负责公共卫生服务的看法

对于公共医疗卫生服务没有做好，谁来负责这一问题，60％的被调查者选择了所属辖区的基层政府，选择居民负责的仅占到 0.4％。这表明居民已经普遍认识到政府在基本公共卫生服务方面该承担的责任。

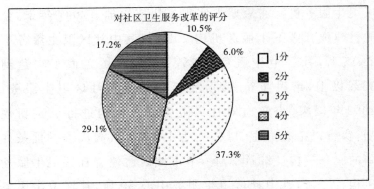

图 4-13　居民对社区卫生服务改革的评分

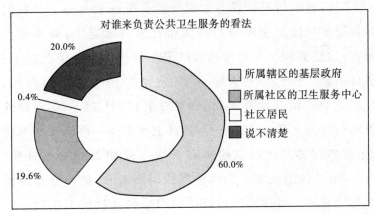

图 4-14　对谁来负责公共卫生服务的看法

二、合肥市政府购买社区公共卫生服务所取得的成效

合肥市政府购买社区公共卫生服务所取得的成效主要有社区卫生服务机构迅速增加、社区卫生服务机构设施得到改善、社区卫生服务的能力得到提高、居民满意度提高。

1. 社区卫生服务机构迅速增加

实施政府购买社区卫生服务措施,使社区卫生服务机构实现了快速发展,短期内实现了对人口的广覆盖。2004年,合肥市城区共建立了 22 个社区卫生服务中心和 38 个社区卫生服务站,全市社区卫生服务网覆盖面达 60％以上。2005 年,市政府出台促进社区卫生服务的相关政策后,社区卫生服务机构在短期内实现了快速增加。2007年末，合肥已建成社区卫生服务机构202所，其中社区卫生服务中心45所，社区卫生服务站157所，服务覆盖面平均达到85%以上，市民步行15分钟就能享受到社区卫生服务。2009年以来，市政府对社区卫生服务机构进行了重新规划，实行以中心为主、以公立为主的策略，淘汰了一批条件差的服务机构。2010年底，全市城区已建立社区卫生服务机构127所，其中社区卫生服务中心50所，社区卫生服务站77所，城市居民社区卫生服务覆盖面达95%以上。我们在合肥市社区卫生服务机构随机拦截就诊居民，对其进行调查，发现被调查者步行到社区卫生机构的用时情况如下：超过半数（53.8%）的人能在15分钟及15分钟以内到达，21.4%的被调查者需要30分钟以上，用时21～30分钟的被调查者占9.2%。这表明，社区卫生服务网络已经基本健全，大多数居民可以方便地在社区享受相关的卫生服务。另外，就社区卫生服务的就诊等候时间来看，被调查者的就诊等候时间大多在15分钟内，说明居民在社区卫生服务中心就诊比较方便。

调查显示，除郊区外，中心城区社区卫生服务中心的服务范围一般在5km²以内；社区卫生服务站的服务范围一般在2km²以内。

表4-2 社区卫生服务中心基本情况

中心名称	举办主体	覆盖人口（人）	服务范围（km²）	人口密度（人/km²）	业务用房面积（m²）	万人业务用房面积（m²）
七里站	政府	61000	4.6	13260	2200	361
三里街	民营	38705	2.95	13120	1600	413
磨店	政府	40000	50	800	2000	500
义城	政府	34000	34.3	991	3000	882
西园	中航江航公司	60000	3.75	16000	4500	750

中心名称	举办主体	覆盖人口（人）	服务范围（km²）	人口密度（人/km²）	业务用房面积（m²）	万人业务用房面积（m²）
三里庵	政府	63000	2.5	25200	3000	476
双岗	政府	100000	5.6	17857	5000	500

调研资料、数据由各中心提供。磨店、义城属城郊。

表 4-3　社区卫生服务站基本情况

名称	举办主体	覆盖人口（人）	服务范围（km²）	人口密度（人/km²）	业务用房面积（m²）	万人业务用房面积（m²）
二里街	民营	13000	3.4	3823	420	323
43所	企业	10000	0.49	20408	165	165
高河埂	民营	10000	0.7	14285	240	240
小岗	民营	5500	0.5	11000	165	300
汉嘉	民营	11000	1.8	6111	150	136
安居苑	民营	11100	1.5	7400	250	225

调研资料、数据由各卫生站提供。

2. 社区卫生服务机构的设施得到改善

2008 年之前,合肥市社区卫生服务机构的硬件设施总体上是比较落后的,中心的业务面积一般在 400m²,服务站的面积一般在 60m²。自 2008 年开始,合肥市采取资金奖补政策,连续三年开展社区卫生服务中心、站标准化创建活动,推动社区卫生服务机构的建设标准、机构标识、科室标牌、布局色彩、公示内容、信息管理、全科团队服务、巡诊服务装备"八统一"标准建设,并要求社区卫生服务中心房屋面积达 1 500m² 以上、基本公共卫生服务考核达 80 分以上、全科团队服务覆盖率达90％以上。目前,全市 96％的社区卫生服务中心和服务站已通过验收。[①]

---

① 合肥市全面加快社区卫生大发展,中华人民共和国卫生部网站,www.moh.gov.cn

3. 社区卫生服务的能力得到提高

实行政府购买社区公共卫生服务以后，由于实行按绩效付款，奖优罚劣措施，使社区卫生服务机构的积极性提高，服务能力明显增强。此外，近年来，合肥市还开展了"十佳示范中心"、"十佳全科团队"、"十佳服务明星"的评选活动，极大地激发了各机构争先创优的工作热情，形成了"比学赶帮超"的良好局面。这些措施大大增强了社区卫生服务机构的服务能力。

2009 年，市社区卫生服务机构提供门诊和急诊服务总人次为 196.70 万，比 2007 年翻了一番；住院 2.41 万人次，比 2007 年增长一倍。基本公共卫生服务数量和服务质量稳步提高。[①] 2010 年，市社区卫生服务机构提供门诊和急诊服务总人次为 199.30 万，比 2008 年增长 27%；住院 3.1 万人次，比 2008 年增长 31%。在公共卫生方面，2010 年全年累计建立居民健康档案 81.1 万份，其中，高血压病人管理 5.31 万份，糖尿病患者管理 1.91 万份，其他慢性病人管理 0.69 万份。[②] 至 2010 年底，合肥市已建立居民健康档案 151.21 万份。其中，城市居民健康档案规范化建档率达到 42.48%，农村居民健康档案建档率达 25.43%以上。2011 年，合肥市各种疫苗接种率达 90%；传染病报告率、及时率、准确率均达 95%；老年人健康登记管理率城乡分别达 90% 和 50%；高血压和糖尿病人群登记管理率城乡分别达 90% 和 50%；重度精神病患者人群管理率城乡分别达到 60% 和 30%。[③]

以蜀山区为例，至 2010 年底，已建立居民健康档案 173

---

① 合肥市全面加快社区卫生大发展，中华人民共和国卫生部网站，www.moh.gov.cn

② 合肥市社区卫生服务示范建设经验交流(杭州会议发言稿)。

③ 疫苗接种率要达 90%，合肥今年将扩大国家免疫规划，载《市场星报》2011 年，3 月 16 日。

620份,其中城市161 307份,建档率为41.7%;农村12 313份,建档率为21.8%。在健康教育方面,城市居民健康知识知晓率为89%,农村居民健康知识知晓率为78%。在免疫规划方面,原"五苗"接种率为95%,新扩大免疫规划疫苗接种率为85%。传染病报告率、及时率、准确率、个案调查率和暴发疫情调查处理率均达到100%。城市儿童、孕产妇保健覆盖率分别为96%和99%,农村儿童、孕产妇保健覆盖率分别为93%和97%。建立65岁以上老年人健康档案22 405份,其中城市21 008份,登记管理率为54.3%;农村1 397份,登记管理率为24.8%。建立高血压患者健康档案14 922份,其中城市13 560份,登记管理率为30.2%;农村1 362份,登记管理率为20.8%。建立糖尿病患者健康档案5 539份,其中城市5 040份,登记管理率为30.3%;农村499份,登记管理率为20.56%。接受管理的重度精神病患者共281人,其中城市262人,管理率为9.7%;农村19人,管理率为4.8%。①

4. 社区卫生服务的居民满意度提高

一项调查表明,2006年,合肥市社区卫生服务居民知晓率仅为22.5%,社区卫生服务居民满意度甚至低于50%。② 2010年,合肥市社区卫生服务居民知晓率达到84%,居民对社区卫生服务的综合满意度达到79.73%。③ 2011年10月,我们就居民对社区卫生服务设施的满意度、卫生环境满意度、医护人员技术水平满意度、医护人员服务态度满意度及服务收费满意度五个指标进行测评,调查采取评分制,1分为非常不满意,2分为不满意,3分为满意,4分为比较满意,5分为非常满意。结

---

① 调研资料由蜀山区卫生局提供。

② 王晓妹等:《合肥市社区家庭户主对社区卫生服务的态度、意愿及行为调查分析》,载《中华疾病控制杂志》,2009年第1期,第50页。

③ 合肥市社区卫生服务示范建设经验交流(杭州会议发言稿),合肥市卫生局提供。

果发现,居民对社区卫生服务的整体满意度较高。具体是:居民对社区卫生服务设施满意度为90.3%,对社区环境医疗服务环境卫生满意度为93.3%,对医护人员的技术水平满意度为84.5%,对社区医护人员的服务态度满意度为93.3%,对社区卫生收费满意度为83.2%。居民总体满意度达到85%以上,综合满意度甚至超过了官方公布的79.73%的数据。

第五章 合肥市政府购买社区公共卫生服务的困境及其成因

尽管合肥市政府购买社区公共卫生服务取得了一定的成绩，但由于种种原因，合肥市政府购买社区公共卫生服务还存在不少问题。下面对产生困境的原因进行深入的分析。

第一节 合肥市政府购买社区公共卫生服务的困境

合肥市政府购买社区公共卫生服务面临的一系列困境主要是：政府投入不足、政府购买项目少、购买价格低、补偿不到位、考核监管体系不完善等。

一、政府投入不足

近年来，虽然合肥市不断加大了对社区卫生服务的投入，但仍存在投入不足的问题。

1. 社区公共卫生经费投入不足

国内外实践表明，实行政府购买社区公共卫生服务，一个重要的前提就是政府要加大对社区卫生服务的投入，只有这样才能保持社区卫生服务的公益性。公共卫生是预防性的,一般能够以较少的投入获得较高的保健效果,因此,发达国家政府一般比较重视公共卫生的发展。政府对社区卫生的重视主要体现在对社区卫生服务的投入增加方面。2007年,新西兰卫生费用占 GDP 的 9%,政府卫生支出占政府支出的 18%。[①] 2007年,英国卫生费用占 GDP 的 8.4%,政府卫生支出占政府总支出的 15.6%,[②]其中约 80% 投向了社区卫生服务领域。

与发达地区相比,合肥市政府对社区卫生服务业的投入的绝对数量和相对数量都比较低。从绝对数量上看,即使 2010 年合肥市人均公共卫生经费达到了 20 元,超过国家规定的 15 元的标准,但与发达国家和地区相比仍存在差距。2010 年,上海市人均公共卫生经费(包括常住外来人口)已经达到 46.41 元。2011 年,上海、深圳、天津的人均公共卫生经费分别达到 50 元[③]、40 元[④]和 30 元。[⑤] 从相对数量上看,王峦通过研究指出,如果一个地区的社区公共卫生服务经费投入量占当地财政支出的 0.2%~0.3%,则一般能够保证当地社区公共卫生服务的经费需要,而且不会给当地财政造成较大的压力。[⑥] 而合肥市 2010 年社区卫生服务机构总投入为 5 708.1 万元,[⑦]占当年 GDP(2702.5 亿元)的 0.02%,占当年财政支出的 0.17%,而这其中还有相当一部分不是公共卫生经费的投入。

在政府公共卫生经费投入有限的情况下,一些社区卫生服务机构,尤其是民营社区卫生服务机构为维持生存就会过分依

①② 2010 中国卫生统计年鉴,见卫生部网站 www.moh.gov.cn

③ 《上海人均公共卫生经费不低于 50 元》,载《东方网——文汇报》,2011 年 2 月 23 日。

④ 《2011 年深圳完成医改任务,人均门诊费用 139 元》,载《南方日报》,2011 年 12 月 19 日。

⑤ 见天津市"社区基本公共卫生服务项目经费核定办法"。

⑥ 王峦:《上海市社区卫生服务中心政府公共卫生服务经费投入研究》,复旦大学硕士学位论文,2009 年,第 102 页。

⑦ 资料来源于合肥市 2010 年卫生统计年鉴。

赖药品和医疗收入,最终将负担转嫁给公众。他们不得不追求经济利益,淡化自己的公益性质。而政府的对策是:降低对民营社区卫生服务机构的依赖,缩减民营社区卫生服务机构数量,淘汰一批条件差的机构。政府投入的绝大部分是投向政府举办的公立机构,对民营社区卫生服务机构的投入相对较少。而政府投入的减少一方面影响了民营社区卫生服务机构提供公共卫生服务的积极性;另一方面也使民营社区卫生服务机构为生存而过分追求经济利益。

2. 政府对业务用房、设备等的补助性投入不足

近年来,合肥市投入大量专项资金用于改善社区卫生服务机构的硬件设施,如上马国债工程、民生工程,投入大笔资金。国债工程项目一般资金巨大,可以在一定程度上解决社区卫生机构业务用房问题,但不是每个机构都能享受到,一般是投向公立或社会力量举办的社区卫生服务机构,民营社区卫生服务机构很少享受到。民生工程覆盖面广,但投入有限,一般只用于房屋修缮和设备购置,不能从根本上解决一些社区卫生服务机构的业务用房紧缺问题。所以,至今,一些机构仍存在业务用房紧张、设备落后或不充足问题,无法顺利开展公共卫生服务。一些民营的或社会力量举办的社区卫生服务机构业务用房一般靠租赁,每年房租数额较大,只有靠自己解决。政府投入的社区公共卫生经费数额小,不足以弥补房租或人员开支中的任何一项。一位民营社区卫生服务站的负责人表示:"上半个月为房租奋斗,下半个月为人员工资奋斗,年底所剩无几。"

3. 药品补助不足

目前,合肥市对社区卫生服务领域进行综合改革,其中一个重要的内容就是社区卫生服务机构实行基本药物制度,部分机构实行药品零差率销售。实行药品零差率销售的机构包括所有的社区卫生服务中心和少数试点的社区卫生服务站。政府按照15%补助药品收入。但调查中,一些机构尤其是民营

社区卫生服务机构的负责人表示,这一补助太少,"卖菜的都不止这个利润率"。在这种情况下,社区卫生服务机构只有自己想办法解决。如有一家社区卫生服务中心原来是由职工医院转型而来的,他们是两块牌子,一套班子。国家规定社区卫生服务中心基本药物使用率要达到70%,而按照现有的15%的销售补助,意味着他们收入要减少。他们就采取变通的做法,比如在社区卫生服务中心减少使用基本药物,而把基本药物之外的药品销售放到原来的职工医院里面。这就规避了政策要求,实现了药品收入的增长。而另一位民营社区卫生服务站负责人则"在外面做点生意弥补这些开支",他在卫生服务站旁边开了一个大药房,社区卫生服务站卖药不赚钱,就建议患者去旁边的药房买。调研中,多数民营社区卫生服务机构表示,实行药品零差率销售以后,他们收入减少了,甚至到了难以生存的地步。少数民营社区卫生服务机构的负责人有退出社区卫生服务机构的想法。

至于一些公立社区卫生服务机构,由于政府财政对人员工资、公用经费、公共卫生经费等实行了兜底,并实行收支两条线管理,政府对药品销售补助较少,因此,其从事社区医疗卫生的积极性也大大降低。一些社区卫生服务机构的负责人表示,社区卫生服务机构承担两大职能:一是公共卫生,另一个是基本医疗。其中,公共卫生职能是建立在基本医疗的基础上的,如果没有基本医疗业务,长期下去,医护人员的业务能力得不到锻炼和提高,会影响公共卫生的开展。除了实施基本药物制度和药品零差率销售以外,还有如抗生素使用的限制、吊水比例不超过20%等做法,也影响了政府举办的社区卫生服务机构从事基本医疗的积极性。

还有一些社区卫生服务机构的负责人表示,国家实行基本药物制度的初衷是好的,但在执行中遇到了一些问题。如一些药品生产企业为了击败竞争对手,垄断市场,在政府招标采购时采取低价策略,而获得合同后,就谎称没有药品,致使一些社区卫生服务机构出现常见药品缺乏现象。一位社区卫生服务中心工作人员表示:"居民来社区卫生服务机构主要就是治疗一些常见疾病,不需要多高档的医疗设备,一般就是买点常见药,但现在很多服务机构缺药,居民说没有药我不来了。"这也在一定程度上影响了社区卫生服务机构的药品收入和政府对社区卫生服务机构的药品补助。

二、政府购买的项目偏少

社区公共卫生服务项目一般包括健康档案、健康教育、预防接种、传染病报告与处理、儿童保健、孕产妇保健、老年人保健、高血压病患者健康管理、糖尿病患者健康管理、牙病眼病防治、计划生育指导等。政府应根据财政能力和居民需要确立要购买的服务项目内容。当前,国家实行基本公共卫生服务项目,这其中包括了绝大部分社区公共卫生服务项目。按照国家政策要求,基本公共卫生服务项目原则上是由城乡基层医疗卫生机构来提供。但目前合肥市在孕产妇保健、儿童保健、重度精神病患者管理方面,很大程度上还依赖专业性的卫生服务机构,社区卫生服务机构暂时只提供少量且简单的服务,如产后探视、新生儿访视、重度精神病患者登记建档等,而产前检查、产后体检、儿童体检、重度精神病患者管理等主要是由其他医疗卫生机构来提供的。政府向社区卫生服务机构购买的服务有限,一方面是因为社区卫生服务机构设备、技术、人才等方面存在限制因素,有些项目还无法开展;另一方面,是因为有复杂的利益关系。一位社区卫生服务站负责人表示:"我们提供产后探视服务、建档、健康教育等服务,而预防接种这样赚钱的项目不给我们做。"从政府购买项目内容上来看,合肥市仅是完成了上面的"规定动作","自选动作"即地方另外增加的项目极少。而在政府购买的有限的项目中,其中又有一部分项目没有下沉到社区，所以，政府向社区卫生服务机构购买的服务内容偏少。

三、政府购买的价格偏低

按照合肥市现行政策，人均公共卫生服务费为 25 元。各项公共卫生服务的购买价格为：建立居民健康档案 3.45 元、健康教育 2.7 元、预防接种和乙肝补种 1.14 元、传染病报告与处理 1.28 元、儿童保健 2.94 元、孕产妇保健 2.51 元、老年人保健 5.54 元、高血压健康管理 2.6 元、2 型糖尿病健康管理 1.1 元、重性精神疾病管理 0.45 元、卫生监督协管 1.29 元。[1] 调查中，约有一半的被调查机构（多是民营或社会力量举办的机构）认为政府购买的价格偏低，不能补偿成本。

政府购买是一种合同安排，双方是平等的关系。从政府方面来看，合作的目的是引进一批社区卫生服务机构，以完成社区卫生服务发展的任务，在政府财政投入有限的前提下，实现社区卫生服务的广覆盖。政府购买价格低，为何这些民营的社区卫生服务机构还愿意提供服务，这不能不引起我们的关注。一位社区卫生服务机构的负责人为我们给出了答案：纳入社区卫生服务机构以后，居民信任度提高，可以靠医疗和药品收入补偿公共卫生经费的不足。因此，民营社区卫生服务机构的行为是明显的策略行为，它们不是把公共卫生当作一项事业，而是当作扩大医药收入的手段。从表面上看，政府花少量钱，实现了多办事；民营社区卫生服务机构靠纳入社区卫生服务机构获得了收入增长。但这种"双赢"淡化了社区卫生服务的公益性，是以牺牲公众的利益为代价的。

另外，政府购买价格低，导致社区卫生服务机构从事公共卫生服务的积极性降低，尤其是民营的社区卫生服务中心和

---

[1]　调研资料由合肥市卫生局提供。

站。一位民营社区卫生服务中心的负责人表示:"压力很大,没有收入保证,没法生存……我们下面管三个站,与站签订协议,站所做的公共卫生服务也很少,没有积极性,考核时候拖后腿。"另一位社区卫生服务站的负责人说:"公共卫生经费紧张导致一种恶性循环。你给的资金不到位,我的工作数量、质量就在那,政府考核结果就不好,考核结果不好,自然政府不愿意再加大投入。'三主三辅'的思路使得站被边缘化,但实际上公共卫生也离不开站。如果长期补偿不到位,也许有的站就会退出。"

四、政府筹资补偿存在问题

1. 政府筹资方面的问题

从合肥购买社区公共卫生服务的实践来看,经费筹集从早期的人均 2.5 元、5 元、9 元、15 元,增加到 2011 年的 25 元;社区卫生服务的筹资来源也从主要依靠市区两级转向中央、省、市、区共同筹集,中央和省筹集绝大部分。调研中,一些机构负责人表示,如今考核严格,各区都比较重视筹集社区卫生资金,建立了比较稳定的筹资机制,财政资金配套也很及时,反而中央和省的配套资金有时候不及时。另外,各个区财政配套情况也不同。包河区财政配套资金一般高于其他几个区。尽管各区对社区卫生服务的投入已经形成了比较稳定的投入机制,但有些投入如国债工程、民生工程、解决社区用房经费等投入具有一定的不稳定性;有些社区卫生服务机构也担心政府购买是否具有连续性,以后能否持续投入。

2. 没有按照实际服务人口进行补偿

国家要求政府对社区基本公共卫生服务的补偿要按照社区常住人口进行。但合肥市在购买社区公共卫生服务方面与这一要求还存在一定距离。一位社区卫生服务机构的负责人表示,其所属区仍是按照社区户籍人口补偿的。该区户籍人口有 40 万左右,而常住人口已经达到了 60 万左右。所以虽然使投入人均 25 元的公共卫生经费,但实际上是达不到人均 25 元的。多劳不能多得,影响了社区卫生服务机构的积极性。

以西园社区卫生服务中心为例,该中心近年来的工作取得了不小成绩。该中心所辖西园街道办事处有常住人口 6 万,有户籍人口 3.9 万。2008 年、2009 年、2010 年三年的社区公共卫生经费分别为:18.63 万元、71.68 万元、64.3 万元。① 按常住人口计算,三年的人均公共卫生经费分别为:3.12 元、11.95 元、10.72 元。如果按户籍人口计算,则三年的人均公共卫生经费分别为:4.78 元、18.38 元、16.49 元。绝大多数社区卫生服务中心的负责人表示,社区卫生费人均 25 元由社区和疾病控制中心、妇幼保健机构等共同分摊,社区卫生服务中心分摊的大概在 16～18 元左右。这表明,社区卫生服务的补偿没有严格按照常住人口或实际服务人口进行。

再以双岗社区卫生服务中心为例。双岗社区卫生服务中心于 2011 年 10 月获得"全国社区卫生服务示范中心"荣誉,近年来取得了很多成就,如获得合肥市首批"示范规范化预防接种门诊"资格、2010 年合肥市社区卫生服务绩效考核第一名、2010 年度免疫规划先进单位、2010 年度庐阳区妇幼公共卫生服务先进集体、2011 年合肥市社区卫生服务绩效考核第三名等荣誉。即使是这样一个先进的社区卫生服务中心,政府实际上对其公共卫生服务的经费补偿仍存在不足的问题。该中心所辖双岗街道办事处有常住人口 10 万,有户籍人口 6.8 万。其负责人表示,2011 年,其社区公共卫生经费大概为 120 万元。如果按照人均 18 元的标准,则 10 万人的公共卫生经费大约为 180 万。而 120 万元,按照户籍人口 6.8 万计算,正好是人均 17.65 元。这说明双岗社区卫生服务中心的公共卫生经

---

① 调研资料由西园社区卫生服务中心提供。

费也没有按常住人口补偿。双岗社区卫生服务中心是全市比较先进的单位，补偿都不够，可想而知，其他考核差的机构的公共卫生经费补偿就更少了。

3. 补偿不及时的问题

访谈中，有超过三分之一的社区卫生服务机构认为，政府补偿存在不及时的问题。当我们问及"政府对社区公共卫生服务的补偿有没有问题"时，回答如下：

区财政配套比较及时，中央和省的配套资金有时候到位不及时。

补偿不及时，药品补助到现在还没到位。

主要是支付不能及时到位。今年的绩效补偿到现在没有发，药品补助也不及时。

不能及时足额发放。

其他回答为"及时、足额"。

五、绩效考核不完善

尽管近年来合肥市对社区卫生服务的绩效考核逐渐规范，但考核过程中还存在一些问题，如考核主体单一化、考核结果的应用不恰当等。

1. 考核主体单一化

目前，合肥市社区公共卫生服务考核形式存在考核主体单一化和公众参与不足的问题。在社区公共卫生服务的考核主体安排上，合肥市的基本做法是：市卫生局每年一次对社区卫生服务中心和区进行考核，区每年两次对社区卫生服务中心、站进行考核，社区卫生服务中心每季度对下属社区卫生服务站进行考核。市政府和区政府组织的考核，考核主体一般由政府卫生部门、妇幼保健机构和疾病控制机构相关专家构成，缺乏公众的参与。尽管考核标准中有一项是对居民满意度的考核，通过入户、电话或拦截调查等形式，调查 50 名服务对象，按满意度折算得分。但公众的参与只是有限的参与,而且是被动的参与。公众是社区卫生服务的最终消费者,服务的质量和效果如何,公众应该最有发言权。公众应该广泛参与对社区卫生服务的评价。近年来,国外和国内其他地区在探索扩大公众参与度上,如公众参与决策、公众参与整个评估过程等,积累了一定的经验。一般做法是:由政府部门、公众、公共卫生部门相关的专家共同组成考核主体,对服务提供机构提供服务的数量、质量、效果等进行评判。相比之下,按目前合肥市的做法,公众参与的评估项目还比较有限,评估主体相对单一化的现象比较严重。

2.考核结果应用不恰当

总体上而言,合肥市对社区公共卫生服务的考核比较公平、公正。调研中,绝大多数社区卫生服务机构的负责人表示,对考核结果及最终的补偿分配没有异议。少数机构表示考核结果运用不恰当。如在某区,一位社区卫生服务机构负责人就对考核的结果运用不当不满。比如,区按照 95 分以上成绩拨付 100%经费,按 85~95 分拨付 80%经费,按 85 分及以下拨付 70%经费,最后剩下没有用掉的经费用于奖励前面几个做得最好的机构。该负责人表示,这种算法从统计学上来说是不科学的。科学的算法应该是像其他区一样,按照所有合格考核机构总共得分多少、总共多少经费,计算出每一分多少钱,然后再计算每个机构应得经费,这样才比较公平,有利于调动社区卫生服务机构的积极性。

另外,调研中,我们还发现一个问题,个别区社区公共卫生经费的奖补方案不公开、不透明,每个社区卫生服务机构只知道自己的经费,不知道别的机构的经费是多少,相互之间是保密的。这些问题表明,对社区公共卫生服务的考核,不仅要公平、公正,还要增加透明度,公开考核过程与结果。

六、购买方式运用不当

合肥市政府购买社区公共卫生服务主要采取了合同制、服务券制、补助、特许经营的方式。采取哪种方式购买，一般要根据服务项目的特点确定。面向个体的服务，可以采取服务券的方式；面向群体的服务，可以采取合同制的方式。而补助可以作为购买的辅助方式，特许经营是对少量具有经营性的准公共物品所采取的做法。目前，合肥市在购买方式上存在的问题有：按服务项目购买和支付的不多，应按服务人口、服务数量和质量购买和支付；合同制运用较多，公共卫生服务券制运用较少。目前仅在妇幼保健领域使用公共卫生服务券，在老年保健领域刚开始使用，而在糖尿病、高血压、精神病患者管理等领域尚未使用。

七、民营社区卫生服务机构积极性不高

近年来，合肥市在社区公共卫生服务方面采取了"三主三辅"的发展思路，即以公立社区卫生服务机构为主，以民营为辅；以社区卫生服务中心为主，以卫生服务站为辅；以区政府为主，以街道办事处和居委会为辅。在这种思路引导下，政府不断加大尤其是加大对公立社区卫生服务中心的投入。在新的政策下，公立机构的护士、技术人员的待遇有明显提高。由于实行了收支两条线，财政对社区卫生服务中心的人员工资实行了兜底，使这些机构和人员的盈利性动机淡化，短期内从事公共卫生的积极性大大提高。一些民营或社会力量举办的社区卫生服务站员工都很羡慕公立社区卫生服务机构的待遇。一位企业办的卫生站负责人坦言："我们也想做公共卫生，如果政府将我们纳入公立机构，我们很乐意。"也就是说，现行政策使民营社区卫生服务机构提供公共卫生服务的积极性不高。2008年以来，大量民营社区卫生服务站退出社区卫生领域，剩

下的社区卫生服务站仅从事少量的公共卫生工作。一般每个社区卫生服务站每年公共卫生经费也就几万元,政府在其他方面的补助也很有限。这使民营社区卫生服务站的积极性受到了很大的负面影响。实行药品零差率销售以后,民营社区卫生服务机构的收入进一步减少,从而影响其从事公共卫生和基本医疗服务的积极性。

民营社区卫生服务中心的情况与服务站类似。由于政府以公立社区卫生服务中心为主,向民营社区卫生服务中心的投入就相对较少。近年来,政府主要通过民生工程、示范中心建设项目等为民营社区卫生服务中心提供了一些补助,但从总体上说,对民营社区卫生服务中心的投入远远少于对公立的社区卫生服务中心的投入。我们以瑶海区七里站(公立)和三里街(民营)社区卫生服务中心为例进行对比说明:两个中心所辖人口相差不大,其中七里站辖人口3.58万,三里街辖人口3.87万。政府对两个社区卫生服务中心的投入如下面两表所示。对比发现,政府对民营社区卫生服务中心的投入远远少于对公立社区卫生服务中心的投入。在民营社区卫生服务中心的收入中,政府财政补助(包括公共卫生经费)只是其中很小的一部分,不足以补偿人员工资或房租中的任何一项。民营社区卫生服务中心靠医疗和药品收入来维持运营。2011年7月始,民营社区卫生服务中心也实行药品零差率销售,因此,其收入大大减少,严重影响了社区卫生服务机构的积极性。

表 5-1　瑶海区三里街社区卫生服务中心近三年收入情况

	财政补助收入	药品收入	医疗收入	其他收入	总收入	公共卫生经费补助
2008	35.4	91.1	156.8	4.2	287.5	7.0
2009	56.8	144.8	232.4	4.7	438.7	40.5
2010	41.7	154.6	260.9	43.6	500.8	35.5

资料来源:瑶海区三里街社区卫生服务中心提供的数据。

表 5-2　瑶海区七里站社区卫生服务中心近三年收入情况

年份	财政补助收入	药品收入	医疗收入	其他收入	总收入	公共卫生经费补助
2008	73	295	181		549	
2009	122	350	186		658	
2010	171	272	129		572	

七里站的公共卫生经费补助也包含在财政补助收入里面,其负责人表示平均算大概为每年 25 万。数据由瑶海区七里站社区卫生服务中心提供。

八、某些社区公共卫生服务的效果有限

政府购买社区公共卫生服务的一个重要目的是提供更好的公共卫生服务,满足公众的健康需求。然而在实践中,由于种种原因,合肥市的某些公共卫生服务效果却不甚理想,这就与政府购买的初衷相悖。

如建立居民健康档案,按照国家和省的要求,合肥市 2011 年底基本完成了为 50% 的城市居民建立健康档案的任务。建立居民健康档案是一项比较复杂的工作,包括建立电子档案、文字档案和档案追踪、更新与利用等。目前,合肥市建立居民健康档案面临较大的困难,建档率不高,只能勉强完成国家规定的任务。健康档案的利用率低。目前,安徽省和合肥市都对居民健康档案的利用做了要求,社区卫生服务机构之间和社区卫生服务机构与政府卫生部门之间实现了档案的联网,但社区卫生服务机构与医院之间没有联网。也就是说建立的居民健康档案在医院是不能使用的,只能在社区卫生服务机构之间共享,这就大大降低了档案的利用率,降低了政府购买该项公共卫生服务的成效。一位社区卫生服中心负责人说:"政府花了大量的钱,建立了一堆死的档案。政府投入了不少资金,目的是对的,但现实作用不明显。"

另外,还有一些服务的成效也不理想。多位社区卫生服务

机构负责人表示,健康教育宣传效果不明显。尽管社区卫生服务机构做了大量的宣传教育工作,但大多数人的生活习惯一旦养成,很难改变。并且,人们对健康的关注是与其文化素质和收入水平密切相关的。一位社区卫生机构负责人表示,他们举行健康教育活动,比如办健康讲座,需邀请居民前来,一般最少要花费几百元钱买点肥皂、洗衣粉等之类的小礼品,否则即使通知了居民,也很少有人来。其他的社区公共卫生服务项目如重度精神病患者管理,由于社区卫生服务机构缺乏相关医护人员与药物,没有办法进行治疗,所以对社区卫生服务机构而言,重度精神病患者管理的主要任务就是建立档案和随访。但即使这样,成效也很有限,因为居民一般不愿意将自己或家人的精神病史告诉社区卫生机构。对于慢性病如高血压、糖尿病人管理,政府的免费服务仅限于检查和跟踪,治疗服务不属于免费服务的范围,这就导致检查建卡容易得到居民的配合,而后续的跟踪服务难以开展。相关专家表示,如果没有后续的跟踪,则前期的检查和检测就失去了意义。

第二节　合肥市政府购买社区卫生服务困境的原因

合肥市政府购买社区卫生服务产生的困境的原因是多方面的:经济不发达,政府财力有限;社区卫生服务起步晚,经验不足;政府合同管理能力不足;公共卫生服务项目复杂,实施难度大;民营社区卫生服务机构存在双重价值约束现象;各项配套改革尚处于探索阶段。

一、经济不发达

尽管近些年合肥经济得到了快速发展,地区生产总值连续六年增长 17% 以上,连续三年位居全国省会城市的首位。但应当看到,与发达地区相比,合肥经济仍不发达。经济发展落后,决定了政府财力有限,财政投入要"看菜吃饭,量体裁衣",因而,政府对卫生事业包括社区卫生服务的投入就很有限。

政府在购买社区卫生服务过程中产生的一些问题是与政府财力不足紧密相关的。财力不足决定了政府对社区卫生服务的投入有限,如对人均公共卫生经费、社区卫生设备和实施、人才引进、机构能力建设的投入。在政府购买社区公共卫生服务的项目方面,财力有限决定了政府将主要任务集中在对中央和省规定的公共卫生服务项目的完成上,而很少能像发达国家或地区那样为公众购买更多的服务项目。政府财力不足,对社区公共卫生服务投入有限,则导致有些公共卫生经费无法到位、购买价格偏低等,影响了一些机构的积极性。政府财力有限也使社区卫生服务的效果受到一定的影响。如调研中,社区卫生服务机构普遍反映建档难度大,部分居民抵制,曾有一位居民表示:我不需要你们建档,我有糖尿病你们又不能为我治疗。社区卫生服务机构表示,如果政府能加大投入,如在慢性病管理、老年保健等方面加大投入,则这方面的阻力就会小很多。政府财力不足,投入有限也是民营社区卫生服务机构积极性不高的一个重要原因。

二、政府购买经验不足

政府购买社区公共卫生服务的方式是实行合同制,将购买与提供分离,按绩效拨款。因此,购买成效如何,在一定程度上取决于政府合同管理能力的大小。在政府购买模式下,政府要从事的工作包括:

要购买哪些服务项目,购买多少,为谁购买;确定向哪些机构购买服务,也即选择合格的服务提供者;确定购买服务的价格;签订相关服务合同和协议,监督合同的执行;评估服务提供机构的绩效,根据绩效进行补偿支付。要完成以上这些购买工作,就需要政府有丰富的经验和一定的管理能力。然而,合肥市社区卫生服务是 2005 年才真正起步的,政府购买社区公共卫生服务也是近几年才开始实施的事。所以,政府购买或合同管理的经验不足,而经验不足,出现系列问题,也就不足为怪了。

三、公共卫生服务项目复杂

社区公共卫生服务项目复杂也是出现一系列问题的重要原因。以建立居民健康档案为例,其服务内容包括:档案内容、档案建立、档案使用。档案内容必须齐全,包括个人基本信息、健康体检、重点人群健康管理记录和其他医疗卫生服务记录。档案建立方式分为两种,一种是患者到社区卫生服务机构就诊时,机构为其建立居民健康档案;另一种是社区卫生服务机构主动上门建档。档案要随时更新,针对重点人群的档案要有追踪和随访服务。在建立居民健康档案时,有时候会遇到居民不理解、不配合的情况。比如,为确保档案的真实性,建档时需要居民提供身份证号码,提供各项信息,有的居民很反感,不配合。有位社区卫生服务中心负责人提到他们曾经到某个社区为居民建档,有个老人的儿子回来听说建档的事情后居然怒气冲冲地跑到社区卫生中心要撕毁档案,最后经中心报警才解决纠纷。一位社区卫生服务机构的负责人总结道:"只有那些能从中占点便宜的群体会比较配合,比如老年人、孕产妇、慢性病人等,其他健康人群一般对建档比较排斥。"

对于高血压、糖尿病等慢性病患者的管理,工作的难度也很大。如对于高血压患者,国家基本公共卫生服务项目的内容主要是筛查、随访评估、分类干预、健康体检。按照这些要求,对所有 35 岁以上来社区卫生服务机构就诊的患者,首诊是量血压,筛查高血压患者。每年对高血压患者进行四次随访,一次体检。但社区卫生服务机构一些人员反映,开展这些服务项目的初衷是好的,即对慢性病,要早发现,早治疗,根据医生的建议进行控制。但由于国家基本公共卫生服务项目的保障水平低，不能为患者免费治疗，只是筛查、体检而已，因此，当医生进行追踪服务或建议患者进行治疗时，有些患者认为社区卫生服务机构或医护人员的动机不纯，是为了骗他们去就医，因而对医生的建议不予理睬，或拒绝跟踪服务。对糖尿病患者管理，也存在类似的问题。

而对重度精神病患者的管理，难度更大。按照传统的观念，精神病患者本人或其家人一般不愿意将病史告诉社区卫生服务机构，因此，建档、访视存在较大困难，即使免费提供体检，一些患者和家属也不愿意接受。这些社区公共卫生服务项目的复杂性决定了现阶段政府购买社区公共卫生服务的成效有限。

四、民营社区卫生服务机构受到双重价值约束

目前，合肥市城区有 127 家社区卫生服务机构。其中，有53 家是民营机构，都是非营利性的。由于政府购买公共卫生服务的规模小，因此对民营或社会力量举办的社区卫生服务机构的补偿比较有限。一般的社区卫生服务站每年只有几万元经费（财政能力较强的包河区为十万元左右），而社区卫生服务中心每年公共卫生经费也就是几十万元。这样，民营社区卫生服务机构要想生存和发展，就要想法追求经济利益，追求经济利益就必然依赖医疗和药品收入，而将负担转嫁给公众，这就违背了社区卫生服务机构的公益性原则。

目前，民营社区卫生服务机构受到营利性与公益性双重价值的约束，处于一个非常尴尬的境地。双重价值约束使政府对民营社区卫生服务机构的政策也存在一定的不稳定性：早期，社区卫生落后，政府财力有限，就鼓励其发展；而如今社区卫生服务机构有了一定的发展，于是"调整整顿，逐渐淘汰一批不合格的站"。在民营社区卫生服务中心开始试行药品零差率销

售,庐阳区的民营社区卫生服务站也开始实行药品零差率销售。这些措施旨在强化这些民营社区卫生服务机构的公益性。强化公益性,则必然淡化营利性,这就影响了其积极性的发挥。因此,如何解决民营社区卫生服务机构的公益性与营利性的矛盾,就成为当前改革的一个重要问题。

五、相关法律制度不完善

目前,合肥市在政府购买社区卫生服务中存在的一些问题,如购买价格偏低、支付不及时、考核不完善、购买流程与方式不完备等,是与相关法律制度的不完善有关的。我国已经于2003年开始实行《政府采购法》,但目前采购法规定的政府采购内容包括货物、工程和服务,其中服务是"指除货物和工程以外的政府采购对象,包括各类专业服务、信息网络开发服务、金融保险服务、运输服务,以及维修与维护服务"等。作为政府购买重要内容之一的"公共服务"(包括公共卫生服务),仍然没有被正式纳入政府采购法及其实施细则的采购范围之内。因此,政府购买公共卫生服务的相关程序、内容、定价、资金来源、评估机制等还不够规范。目前,合肥市实施政府购买社区公共卫生服务措施,尚缺乏相应的政策规范,并且一些做法缺乏稳定性,存在一定的人治色彩。一位社区卫生服务机构负责人说:"合肥目前分管卫生的市长与新上任市长做法不一样,一任领导一个想法,政策不稳定。"相关法律制度的缺乏导致政府购买的程序、内容、定价、资金来源、评估机制等存在一些问题。

六、相关配套改革的影响

在合肥市基层医药卫生体制改革中,除了改革运行机制,实行按购买方式核定公共卫生经费以外,还进行了其他几项改革,包括:管理体制改革、人事制度改革、分配制度改革、基本药物制度和药品零差率销售改革。改革是综合性的改革,往往牵一发而动全身,改革的成效受到一些配套改革措施的影响。

一是管理体制改革的影响。短期来看,合肥市社区卫生管理体制改革取得了显著的成效,如实行收支两条线、明确了机构的公益性质、初步确定了人员编制。但也存在一些问题,如在人员编制上,与发达地区存在差距;收支两条线使机构的营利性淡化,而激励措施却没有完全到位,长期下去,可能会挫伤卫生服务机构和人员的积极性。一位社区卫生服务中心负责人认为:"目前社区卫生服务中心没有竞争,政府财政兜底,大家觉得改革后日子挺好。政策规定中心使用的药物70%必须是基本药物,但有些药很缺乏。另外,卫生部门还有抗生素使用的限制、吊水比例为20%等限制,这些措施使我们基本医疗服务量大大萎缩。比如有些居民感冒来我们这要吊水,我们就不给吊,反倒使附近的私人诊所生意红火了起来。我们这十多个护士,每天都没事干,不是她们不干,是没活让她们干。长期下去,医护人员的业务能力没法提高,公共卫生也会受到影响。"

二是分配制度改革的影响。实行分配制度改革,进行绩效考核,其内容之一是加强对社区卫生服务机构和人员的考核,实行绩效奖励,从而调动机构和人员的积极性。分配制度改革实施一年多来,取得了一些效果,如医护人员总体待遇得到提高,社区卫生服务机构追求经济利益的动机降低。但一位公立社区卫生服务中心负责人认为:"合肥和其他不发达地区相比暂时还好,如果收入增长跟不上,则难留住人才。还有现在医改才一年,估计两年后人员的惰性就出来了。"事实上,问题已经出现,即公立的社区卫生服务中心从事公共卫生和基本医疗的积极性下降。合肥市一位副市长指出:"现在在基层医疗卫生机构的住院病人在下降,收入在下降,该看的病人不看,该收的病人不收,医院不仅没有得到发展,甚至有的医院在走倒退路、回头路。基层绩效工资制度的改革是我们当下基层医改工作的瓶颈、障碍、开关和阀门"。① 然而,探索实行绩效工资制度尚存在一定难度。一位还没有实行绩效工资的社区卫生服务中心负责人表示:"绩效工资实行起来一定会矛盾大。把这个工资决定权下放了,怎么实施绩效工资还有待观望,看看其他机构是怎么做的。真的差距拉大了,到时候有人极力反对,很麻烦。"因此,绩效工资实施的成效直接关系社区卫生服务机构和人员的积极性,从而影响社区卫生服务包括公共卫生服务的效果。

三是国家基本药物制度和药品销售零差率销售实施的影响。为保持社区卫生服务的公益性,降低药品价格,让利于居民,国家实行基本药物制度。在社区卫生服务机构,比如中心,国家基本药物的使用必须达到70%,并且实行零差率销售,常见药品的价格要公示。居民去社区卫生服务机构就诊,就能享受到价格较低的医疗服务,购买到价格较低的药品,其中的差价则由政府来补偿。实行这些制度以后,社区卫生服务机构的药品价格下降了,居民从中获得了好处。但正如一位社区卫生服务中心负责人所说的"政策出发点是好的,但执行不到位"。在执行过程中,一些药品企业故意低价竞标,把与其竞争的一些企业击垮,中标后却称没有药品供应。调研中,多家社区卫生服务机构称存在缺药的问题,缺药使一些常见病患者流向大医院,基层社区卫生服务机构业务和收入减少。另外还有一个问题就是实行基本药物制度和药品零差率销售以后,一些机构的积极性受到了打击,尤其是民营和社会力量举办的社区卫生服务机构。政府限定了药品的使用范围,补偿15%左右的药品收入,这对主要靠药品和医疗获得收入的机构而言,就意味着收入的减少。再加上政府公共卫生经费补偿偏低,其他补助也不足,这就在一定程度上打击了他们提供服务的积极性。他

---

① 卢仕仁:《切实做好绩效考核工作积极、稳妥、有活力地推进基层医改》(在基层医改绩效考核工作现场会上的讲话),2011年6月10日。

们或者等待政策,或者采取措施规避政策的影响。因此,实行基本药物制度和药品销售零差率等这些配套改革措施的不完善,也在一定程度上影响了政府购买公共卫生服务的效果。

第六章 合肥市政府购买社区公共卫生服务的优化

本章从三个方面指出了优化合肥市政府购买社区公共卫生服务的路径:优化政府购买社区公共卫生服务的基础条件,完善政府购买社区公共卫生服务的运行过程,推进政府购买社区公共卫生服务的配套改革。

第一节 优化政府购买社区公共卫生服务的基础条件

政府购买社区公共卫生服务的成功需要一定的前提,即加大政府投入、确保社区公共卫生服务的公益性、服务提供主体的多元化和政府购买的制度化。

一、不断加大对社区卫生服务的投入

针对合肥市政府社区卫生服务投入不足的问题,合肥市应借鉴国内外相关经验,更加重视社区公共卫生服务的发展,并随着经济社会的发展,持续加大对社区卫生服务的投入。

1. 加大对社区公共卫生经费的投入

当然,由于经济发展水平不高,合肥市不可能采取发达国家或地区那样的高投入政策。但可以在政府财政可承受范围内,逐步加大对社区公共卫生经费的投入。王峦建议,政府按照财政支出的 0.2%～0.3% 水平进行投入,既能保证社区公共卫生服务的需要,又不至于给政府财政造成太大的负担。因此,合肥市政府可以按照政府财政支出的 0.2%～0.3% 水平进行投入,并逐步提高对社区公共卫生经费的投入。从人均投入水平来看,在政府财政可承受范围内,按照适当高于国家基本公共卫生经费的人均标准对社区卫生服务进行补偿,减小与发达地区人均经费标准的差距。要随着经济社会的进一步发展,逐步提高对社区卫生的补偿标准。

2. 加大对社区卫生服务硬件和实施的投入

除了加大对社区公共卫生服务经费的投入,加大补偿力度以外,政府还要加大对社区卫生事业的各个方面的投入。通过民生工程、国债工程等项目逐渐加大对社区卫生服务硬件和设施的投入,以改善社区卫生服务设施与环境。在民生工程方面,可以作适当的调整,增强灵活性。政府投入应该是有重点的投向社区卫生服务硬件设施和服务能力相对弱的机构,而不是采取"轮流享受"的方式。"轮流享受"这种"一刀切"的投入模式造成了社区卫生资源的浪费,如有的社区卫生服务机构的设施已经很完备,环境已经很好,而民生工程款只能购买一些常见的设施或进行房屋装修等,这就造成"想买的设备不能买,已经有的设备重复买"的问题。因此,要增强政府民生工程投入的灵活性,有的社区卫生服务机构硬件设施落后,则政府投入就重点投向购买各种硬件设施,改善业务用房及环境;有的社区卫生服务机构硬件设施已经很完善,则政府就不需要在此方面进行投入。对于国债工程等大型投入,市和区政府投入的相关配套资金就要充足。政府的投入还应保持稳定,每隔几年要进行一次设施的维修和更新。

3. 加大对药品的补偿和对人才引进与培养的投入

对药品的补偿是否及时和到位直接关系社区卫生服务机构、尤其是民营社区卫生服务机构从事公共卫生和基本医疗服务的积极性，还关系社区卫生服务的公益性。因此，针对实践中社区卫生服务机构普遍反映的政府药品补偿低的问题，政府可以适当增加对药品的补偿。

另外，要加大对社区卫生人才引进与培养的投入，为社区卫生发展提供高素质的人才队伍。目前，合肥市社区卫生服务改革已取得了一定的成效，但社区卫生服务的长远发展在于能否吸引到优秀的人才，能否留住人才。因此，政府需要加大对社区卫生服务人才引进、人才培养、人才激励等方面的投入。

二、继续保持社区卫生服务的公益性

发达国家的实践表明，政府应在社区卫生服务领域承担重要职能，政府是社区公共卫生服务资金的主要承担者。但在采取何种形式发展社区卫生服务机构方面，各国情况不同，所采取的具体方式也不同。英国、澳大利亚、新西兰等国家政府承担了绝大部分社区卫生服务的资金，使社区卫生服务具有较强的公益性。美国实行以市场化为主导的原则，但近年来，美国医疗改革的趋势是强化政府在公共卫生方面的作用，强调卫生服务的公平性和公益性。从国内实践来看，国内苏州、广州等地的社区卫生服务的公益性比较淡化，有损公众利益，因而，近年来不得不再次进行"国进民退"的改革，以加强社区卫生服务的公益性。而潍坊、合肥等地坚持以政府为主导的公益性质的改革则取得了明显的成效。国内外经验表明，无论采取哪种方式举办社区卫生服务机构，都要确保社区公共卫生服务的公益性和公平性，确保人人都享有基本卫生服务的权利。

合肥市政府要继续保持社区卫生服务的公益性。在早期，合肥市面临社区卫生服务机构缺乏的问题。1997 年以后尤其是 2005 年以后，随着相关鼓励政策的实施，合肥市社区卫生服务机构逐年增多。然而，大部分社区卫生服务机构属民办或个体性质的，存在公益性不足的问题。其中有相当一部分社区卫生服务机构在环境、服务质量、条件等方面都比较落后。到2008 年，这些问题已经比较突出，政府不得不对社区卫生服务机构进行整顿。在这种背景下，合肥市出台相应的政策，对社区卫生服务机构进行调整，通过严格考核，规范一批、调整一批、退出一批，减少了民办机构的数量，突出体现了社区卫生服务的公益性。至 2011 年 4 月，按照中心与站 1：1.5 的比例，已调整退出服务站 82 所；在全市 50 所社区卫生服务中心中，有公立 46 所（政府举办 24 所，企业、医院等单位举办 22 所），占92%；民办 4 所，占 8%。在 77 所服务站中，有公立 28 所，占36.4%；民办 49 所，占 63.6%。除了调整社区卫生服务机构的结构之外，合肥市还采取一系列的措施确保社区卫生服务的公益性。如对公立社区卫生服务机构实行收支两条线管理、明确社区卫生服务的公益性、实行药品销售补助等。这些措施在不同程度上强化了社区卫生服务的公益性质。但也要看到，一些做法或改革还不够成熟，仍处于探索阶段。因此，政府仍需不断深化改革，以加强社区卫生服务的公益性。

三、完善政府购买的法律和制度

1. 完善政府采购的相关法律

在国际上，公共服务早已成为政府采购的重要内容之一，而且政府采购的范围在逐渐扩大。在我国，政府购买服务的范围已经非常广，涉及教育、艾滋病防治、扶贫、养老、残疾人服务、社区发展、社区矫正、文化、城市规划、公民教育、环保、政策咨询等诸多方面。然而，按照 2003 年实施的《政府采购法》，政府采购的范围包括货物、工程和服务。这里的服务仅限于政府自身运作的后勤服务,而范围更广、更重要的公共服务并没有被列入采购范围。因此,要完善有关政府采购的法律法规。①相关部门要尽快修改政府采购的相关法律和制度,将公共服务购买(包括社区公共卫生服务的购买)纳入政府采购法之中。

2.完善政府购买社区卫生服务的制度

近年来,中央和地方政府关于政府购买社区公共卫生服务的制度已逐步完善。中央的相关政策包括:2002 年卫生部等10 个部门联合发布的《关于加快发展城市社区卫生服务的意见》、2006 年国务院发布的《关于发展城市社区卫生服务的指导意见》、财政部和卫生部发布的《关于城市社区卫生服务补助政策的意见》、财政部发布的《关于开展政府购买社区公共卫生服务试点工作的指导意见》,以及 2009 年中共中央、国务院发布的《关于深化医药卫生体制改革的意见》。在中央政策的指导下,地方政府也相继出台了一些政府购买社区公共卫生服务的政策,如安徽省人民政府 2002 年发布的《关于加快发展城市社区卫生服务的意见》、2006 年发布的《关于加快发展城市社区卫生服务的实施意见》、2008 年发布的《安徽省政府购买城市社区公共卫生服务项目成本核定暂行办法》、《关于进一步规范政府购买城市社区公共卫生服务的通知》、《安徽省政府购买社区公共卫生服务考核办法》。合肥市根据中央和省的相关政策制定了《关于加快发展城市社区卫生服务的意见》、《合肥市城市社区卫生财政补助资金管理暂行办法》、《关于进一步加快合肥市发展城市社区卫生服务的意见》、《合肥市社区卫生服务(2007－2011 年)发展规划》等。但从政府购买社区公共卫生服务的现行制度来看,仍然存在制度不完善的问题,主要表现在政府购买的程序、内容、定价、评估、补偿等方面。

---

① 贾西津、苏明:《中国政府购买公共服务研究终期报告》,亚洲开发银行,2009,第 10 页。

(1)制定合肥市社区卫生服务机构发展的战略规划

要推动社区卫生服务事业的发展,政府就要制定社区卫生服务机构发展的长远规划,如五年规划、十年规划,以确保社区卫生服务机构的稳定发展。战略规划的内容包括战略规划背景、目标(包括短期目标和长期目标)、机构设置、建设标准、保障措施等。

(2)制定合肥市政府购买社区卫生服务的专门政策

合肥市目前还没有出台有关政府购买社区卫生服务的专门政策。所以,必须根据中央和安徽省制定的相关政策,尤其是2009年医改以来的政策变化,及时为政府购买社区公共卫生服务制定专门的政策,包括购买内容如何确定、提供机构如何选择、购买价格如何确定、评估的原则和要求、补偿方式等。相关政策要详细具体,且具有可操作性。

第二节　完善政府购买社区公共卫生服务的运行过程

按照世界卫生组织所倡导的战略性购买理论,战略性购买有三项重要任务:购买哪些内容、向谁购买、如何购买。此外,战略性购买还强调购买过程中政府的考核与监管作用。因此,根据战略性购买的理论要求,结合国内外政府购买社区卫生服务的实践经验,我们提出了完善合肥市政府购买社区公共卫生服务的相关对策。

一、根据居民需要和政府财力增加购买内容

政府购买哪些项目是由居民的健康需要和政府的财力决定的。政府购买社区公共卫生服务的项目一般包括健康教育、健康档案、疾病预防、妇幼保健、精神卫生、康复、生育技术服务等。在一些发达国家,高血压、高血糖、糖尿病等的患病率较

高,而这些国家政府财政能力又较强,因此,慢性病控制和疾病筛查成为各国社区公共卫生服务的重要内容。有些国家和地区也会根据公民健康需要提供一些特殊服务项目。如澳大利亚的土著人健康服务、新西兰的毛利人等少数民族健康服务等。各国政府在确定购买项目时,一般都会了解居民的健康需要,采取各种措施保证公众参与。在英国,NHS是基于病人的需要而不是支付能力为全体公民提供卫生服务的。初级卫生保健基金会(PCTs)采取各种方式了解居民的卫生服务需求,进而确定社区卫生服务项目的主要内容。新西兰国家卫生部要求地区卫生局每3年进行一次卫生需求评估(Health Need Assessment),地区卫生局将评估结果作为调整购买项目的重要依据。在国内潍坊、苏州、重庆、无锡等地的实践中,一般也根据实际情况,按照经济社会发展状况和当地人们的健康状况来确定购买内容。另外,在确定购买项目方面,还要发挥专家学者的作用。

对合肥市而言,首先要购买中央规定的基本公共卫生服务项目,完成"规定动作"。国家基本公共卫生服务项目、国家重大公共卫生服务项目,是政府购买的基本内容。按照2011年国家基本卫生服务项目,"规定动作"包括建立健康档案、健康教育、预防接种、传染病报告与处理、儿童保健、孕产妇保健、老年人保健、高血压病患者健康管理、糖尿病患者健康管理、重度精神病患者管理、卫生监督等。政府也可以根据经济和财政状况适当增加一些项目,也即在完成"规定动作"的同时可以适当增加一些"自选动作"。但在合肥,"自选动作"如牙病、眼病防治、学校卫生、职业卫生等一些项目还没有被纳入政府购买范围。还有一些本应该在社区提供的服务,还没有下沉到社区。如儿童保健的许多项目、孕产妇保健的一些项目仍分散在医院和妇幼保健机构里。

随着合肥市经济的发展和政府财力的增加,应适当增加政府购买公共卫生服务的项目,增加"自选动作"。如扩大免疫接种的范围,增加心脑血管病、肿瘤、牙病、眼病防治等项目。针对目前已经购买的项目内容,如高血压、糖尿病患者等慢性病管理,要适当增加服务内容。目前政府购买的服务内容一般只包括筛查、体检、跟踪等,缺少治疗方面的相关服务。随着政府财力的增强,可以考虑适当增加相关的服务内容。另外,根据合肥本地居民的特殊需要,政府还可以考虑购买一些地方病服务和特殊职业病防治服务。在确定政府购买项目内容时,可以借鉴发达国家和国内一些地区的经验,如吸引公众参与、更多地了解公众的需求等。引进第三方机构,定期对居民的健康需求做出评价,根据社区居民的健康需求,科学合理地确定政府购买的内容。随着社区卫生服务机构设施的改进、技术的提高,应逐步将一些适合在社区进行提供的服务下沉到社区,逐步增加政府购买社区卫生服务的项目。

二、服务提供主体多元化

英国是实行公立医疗卫生体制的国家,社区卫生服务机构是政府举办的,而从事部分公共卫生工作的家庭医生也是拿国家薪金的雇员。近年来,英国也鼓励民营医疗卫生服务机构加入社区卫生服务体系。在澳大利亚,政府举办的社区卫生服务机构是对家庭医生诊所、民营卫生服务机构等的补充,但近年来家庭医生也开始承担公共卫生服务,由政府出资购买其服务。在新西兰,政府卫生部门可以依靠下属的卫生机构提供卫生服务,也可以向其他民营机构购买各类卫生服务。国外实践表明,在社区公共卫生服务的提供上,可以实行社会参与、使提供主体多元化的政策。政府主导不等于政府完全包揽,或者把所有卫生服务机构都纳入公立范围。在政府主导,以公立社区卫生服务机构为主的前提下,可以适当引进其他社会力量来举办社区卫生服务,从而为居民提供更好的服务。

从国内几个地方的实践来看,都存在公立社区卫生服务机构和其他社会力量举办的社区卫生服务机构并存的现象。潍坊是以政府公立为主导的,民营社区卫生服务机构也是重要组成部分之一。在苏州,尽管从2011年开始进行"国进民退"的改革,但在短期内,还不可能将所有社区卫生服务机构收归国有。国内外经验表明,完全依赖政府是无法有效提供社区卫生服务的,而过多依赖社会和市场则会导致公益性不足,损害公众利益等。采取政府主导、社会参与的提供模式,既能确保社区公共卫生服务的公益性,又能调动各方的积极性。

从合肥市实践来看,目前政府对社区卫生服务机构的结构进行了调整,使民营社区卫生服务机构逐渐被边缘化,提供社区卫生服务的积极性不高。而由于财力有限,政府不可能举办所有的社区卫生服务机构,因此,公立、民营、其他社会力量共同举办社区卫生服务机构是当前社区卫生服务发展的必然选择。应按照"政府主导,社会参与,多元提供"的思路进一步发展社区卫生服务。政府要明确民营社区卫生服务机构的地位和作用,采取各种措施调动民营社区卫生服务机构提供公共卫生服务的积极性。

三、合理确定购买价格

对服务提供者来说,购买价格直接关系对服务提供者的补偿力度,从而影响其提供服务的积极性。对服务购买者来说,价格关系所付资金的多少,关系能否为公众"做个好交易"。在重庆、无锡市政府的购买实践中都存在购买价格偏低的现象,苏州也存在类似的情况。政府购买价格偏低,导致民营社区卫生服务机构过度追求经济利益,使公益性淡化,而政府最后又不得不收回合同。目前,合肥市政府购买社区公共卫生服务也存在价格偏低的问题。调研中,一半以上的民营社区卫生服务机构负责人认为政府购买价格偏低,购买价格不能补偿服务的成本。

对合肥市政府来说,合理确定购买价格是目前政府购买社区公共卫生服务所面临的一项重要任务。为保证价格确定的科学性和合理性,摆脱利益关系的影响,可以邀请社会第三方对各项社区卫生服务的成本进行测算,将成本测算结果作为确定社区卫生服务价格的依据。购买价格既要能补偿社区卫生服务的成本,又不至于太高。价格太低,则打击社区卫生服务机构的积极性;价格太高,则政府财政难以承受。要根据社区卫生服务机构提供的公共卫生服务项目、服务内容、服务人口等相关因素,测算公共服务的总成本,并根据服务人口计算人均服务成本。

由于国家有强制性的人均标准,因此,合肥市的人均公共卫生经费不得低于国家标准。国家标准只是最低要求,合肥市应根据经济发展状况和政府财力逐渐增加相关投入,提高各类服务的购买价格。

四、选择和优化购买方式

国内外经验表明,要根据一个国家或地方的实际情况和公共卫生服务的特点选择合适的购买方式。如果实行公立的卫生体制,则可以采取英国"购买与提供分离"的做法,模拟市场竞争,在公立的社区卫生服务机构内部适当引进竞争机制,按绩效付款。如果像美国一样存在大量民间的医疗卫生机构,而政府监管等各方面的手段又比较完善,则可以采取完全合同外包的模式。而如果经济社会不够发达,政府既无力举办所有社区卫生服务机构,又不存在大量市场竞争主体,则可以采取混合模式,即公立与民营社区卫生服务机构并存的模式。就合肥市的情况来看,由于经济社会还不够发达,完全依靠政府来举办所有社区卫生服务机构是不现实的。因此,短期内必然存在公立社区卫生服务机构与民营社区卫生服务机构并存的现象,政府的购买也必然是混合型的购买方式,即同时向公立和民营社区卫生服务机构购买服务,内部合同与外部合同同时并存。

合肥市应根据各种社区卫生服务的特点,选择合适的购买方式。一般而言,政府购买社区卫生服务可以采取合同制的方式。有些面向个体的服务,则可以采用卫生服务券的模式进行购买,效果更好。对于孕产妇保健、儿童保健、老年人保健、高血压病患者管理、糖尿病患者管理、重度精神病患者管理等,如果政府能采取服务券形式进行购买,则能给相关服务接受者更多的选择权,促进服务提供机构改进服务态度和服务质量。因此,对这些服务,政府应尽量采用服务券的方式购买。目前,合肥市孕产妇保健、儿童保健等服务项目实行了服务券购买方式,其他很多适合服务券购买的项目还没有实行服务券购买方式。针对这种现象,要根据服务项目的特点,调整购买形式,扩大卫生服务券的使用范围,强化购买效果。对于已经使用卫生服务券的,应根据实际情况进行优化。比如服务券的面值要能够补偿服务提供机构的成本,能调动提供机构的积极性;不能将卫生服务券的使用限制在某一个机构或某一个小的区域,要扩大其流通范围,从而给公众真正的选择权,促进服务提供机构之间的适度竞争,调动服务机构的积极性;服务券的使用流程要合理,印制、发放、兑现等工作也要科学规范,真正做到多劳多得,按绩效付款。

五、完善筹资与补偿机制

1. 稳定社区卫生服务的筹资

从国内外实践来看,政府一般都建立了稳定的社区卫生筹资机制,将社区卫生服务资金纳入财政预算,并随着经济社会发展不断提高人均筹资水平。合肥社区卫生经费从早期的人均 2.5 元、5 元、9 元、15 元增加到 2011 年的 25 元。市、区都将社区公共卫生资金纳入财政预算,公共卫生经费有了比较稳定的来源渠道。

作为中部地区城市,合肥市社区卫生服务的筹资来源是中央、省、市、区共同筹集,中央和省筹集绝大部分。尽管各区对社区卫生服务的投入已经形成了比较稳定的投入机制,但从总体上而言,对社区卫生服务的投入还不够。合肥需要随着经济社会的发展,逐渐加大财政投入。除了将公共卫生经费纳入财政预算以外,政府还应将社区卫生的其他投入纳入财政预算。政府要通过其他项目逐渐加大对社区卫生服务的投入。政府也可以考虑建立稳定的投入机制,比如每3年或5年对社区卫生服务机构的环境或设施进行一次更新,定期对社区卫生服务机构的设备进行维护等。

2. 完善补偿方式

在社区卫生(初级卫生保健)领域,最常见的支付或补偿方式有:按人头付费、按服务项目付费、实行薪酬制。支付方式不同,则激励效果不同。英国主要采取按人头付费、家庭医生薪金制等方式对服务提供者进行补偿;在转诊的情况下就采用按项目付费。在新西兰,卫生部每年向地区卫生局拨付资金,卫生部与地区卫生局签订相应的资金提供协议,地区卫生局再按人口数对初级卫生保健组织进行资助。政府除了按照人头付款外,还根据卫生服务提供者所提供的服务进行支付。早期,澳大利亚政府对社区卫生服务中心的支付方式是总额付费或按照人头支付的,目前,主要是按照服务项目支付,但政府对社区卫生机构的服务质量进行严格的监管和考评。美国采取按服务项目付费和按人头付费相结合的方式。国际经验表明,没有哪个国家实行单一的支付方式,往往都是多种支付方式组合使用。但发展趋势是,由主要按照人头支付或总额支付逐渐转向按服务项目和绩效支付。从国内几个地方的实践来看,一般也是按照人口、服务项目、服务质量等综合因素付款。

从合肥市对社区公共卫生服务的补偿来看,还存在一些问题,比较突出的如:有些适合按服务项目付款的没有按项目付款、按人口付款的没有按实际服务人口进行补偿。针对这些问题,需要政府及时调整措施,完善补偿方式。能按服务项目补偿的就按服务项目补偿。所有面向个体的服务都可以按服务项目进行补偿,如预防接种、妇幼保健、老年保健、高血压患者管理、糖尿病患者管理、重度精神病患者管理。目前,合肥市只有妇幼保健、预防接种等几项服务实现了按服务项目补偿。一些面向群体的服务,如健康教育、卫生监督协管、传染病预防与控制等需要按照人口进行补偿,并应该逐步转向按照辖区常住人口进行补偿,或按照机构实际服务的人口进行补偿。

3. 及时、足额补偿服务提供者

政府购买社区卫生服务是一种合同安排,双方是基于合同的合作关系。对政府来说,及时足额地对服务提供机构进行补偿是政府的义务,不能及时、足额发放会影响服务提供机构的积极性。对于不及时、不足额补偿问题,应借鉴国内外相关经验,尽快采取措施解决。各项公共卫生经费要及时足额支付,社区卫生服务的各项考核奖励等也要及时发放。这在心理学上称为"即时强化"。"即时强化"能够大大激发和提高服务提供机构的积极性。此外,要及时足额支付社区卫生服务的其他相关经费,如药品补助。许多社区卫生服务机构,尤其是民营社区卫生服务机构,由于政府其他补助少,药品收入是其收入的一个重要来源,能否及时补偿甚至影响到社区卫生服务机构能否正常运行。如果政府不能及时补偿相关费用,则会影响其提供公共卫生和基本医疗服务的积极性,也难以保证社区卫生服务的公益性。

六、完善考核体系

卫生服务的战略性购买强调购买的效果,强调按绩效付款。因此,考核体系完善与否直接关系购买的效果。从发达国家的实践来看,各国普遍重视对服务提供者的考核。从考核的时间安排来看,考核可以定期或不定期进行。从考核主体安排来看,可以由政府机构进行考核,也可以委托独立的第三方进行考核。英国卫生部下设保健质量监督委员会,负责监督所有卫生机构包括社区卫生服务机构的质量。保健质量监督委员会定期检查服务机构的质量,并将考核结果向社会公布,以促使卫生服务机构主动改进服务,保证居民享受到高质量的服务,这是政府主导的考核。2011 年,以英国保守党为首的联合政府对这种监管体系进行了改革,试图用一个独立性机构——家庭医生联合会来进行考核和监管。澳大利亚设有卫生服务标准委员会,有一系列的标准体系对各种卫生服务机构的设施进行非官方认证,对社区卫生机构的服务质量也进行严格的监管和考评。而我国重庆、潍坊、苏州、无锡等地在购买实践中也都加强了对提供机构的考核力度。如出台专门的考核办法、成立专门的考核机构、将考核结果与经费挂钩等。合肥市在政府购买社区卫生服务的考核方面取得了一定的成效,但也存在一些问题,针对这些问题,应尽快采取措施,逐渐完善考核体系。

1. 设立多元化的考核主体

当前,合肥市社会组织还不够发达,因此,选择第三方对社区卫生服务的绩效进行考核与监管的做法还不太现实。可以借鉴国外和国内几个地方的做法,实行以政府主导的考核主体多元化的方式。考核由各级政府卫生部门负责组织,并让多方力量参与。如对社区卫生服务中心考核,考核主体应包括:市卫生局、妇幼保健机构和疾病控制机构相关专家及相关公众,共同对服务提供机构提供服务的数量、质量、效果等进行评判。对社区卫生服务站进行考核的主体包括:区卫生局、公共卫生方面的相关专家、社区卫生服务中心、相关公众等。另外,对居民满意度的考核,应扩大调查对象的范围,适当增加居民满意度得分在整个社区卫生服务考核中的比重,从而促使社区卫生服务机构更加注重提高服务质量。

2.合理运用考核结果

一要公开考核结果。借鉴英国保健质量监督委员会的做法，定期检查服务机构的质量，并将考核结果向社会公布，以促使卫生服务机构主动改进服务，提高服务质量。在对社区卫生服务机构进行年度、半年度、季度或月度考核之后，要将每个机构的得分情况在媒体上公开，让公众了解考核结果。目前，合肥市社区卫生服务考核结果只是在卫生系统内部公开。政府以后可以定期公开考核情况，社区卫生服务机构每次的考核结果都要公开。可选择多种媒体公开考核结果，如政府网站、报纸、社区宣传栏等。

二要合理应用考核结果，将考核结果与经费拨付挂钩。按照国内外相关经验，政府购买社区卫生服务一般是按绩效付款的，要根据考核结果拨付资金，奖优惩劣，以达到提高服务质量的目的。针对合肥市个别区考核结果应用不科学的问题，应尽快采取措施，确保经费分配的公平合理。比如可以按照考核最后得分情况，计算所有考核合格机构的得分，然后在公共卫生经费总额既定的前提下，计算每一分的价值，再按照得分情况，计算出每个机构应得到的公共卫生经费。考核结果与经费拨付结果也应当公开，从而促使社区卫生服务机构提高服务质量，形成机构之间创先争优的局面。

七、加强对服务提供者的监管

政府购买服务意味着政府职能的转变，政府由服务提供者转变为筹资者和购买者。但政府购买不等于政府放手不管，或"一买了之"。实施政府购买方式，至少涉及政府、公众、服务提供者三方主体。按照委托—代理理论，在作为委托人的政府与作为代理人的提供者之间存在着信息不对称现象，为了控制可能的风险，委托人需要对代理人的行为进行激励和监管。从实践来看,有的国家采取政府直接监管的模式,如英国。澳大利亚实行委托独立的第三方进行监管的方式。不管哪种模式,监管都要以完备的法律制度为依据,监管机构应具有较大的权力。监管的内容一般包括市场准入的监管(资质监管)、服务质量监管、价格监管等。从国内几个地方的实践来看,潍坊、重庆、无锡、苏州等地都加强了对服务提供机构的监管。从合肥市对社区卫生服务的监管来看,还存在一些问题。由于目前合肥市社会组织还不够发达,由独立的第三方对社区卫生服务机构进行监管和考核的条件还不具备,因此,政府要承担起对服务提供者进行监管的责任,加强监管。

1.加强对市场准入和退出的监管

公共卫生服务具有较强的专业性,而且涉及面广,影响到大多数居民的健康。因此,政府卫生部门首先要对社区卫生服务机构的资质进行严格的审查。国家卫生部门制定有专门针对社区卫生服务机构的标准,在执行过程中,要严格按照国家标准履行市场准入制度。因为政府对社区卫生服务机构实行的是动态管理,所以,政府还需要加强对社区卫生服务的退出监管。通过日常考核与监管,一旦发现社区卫生服务机构有违规行为,即责令整改;情况严重造成重大损失的,则立刻取消其服务提供者的资格。

2.加强服务质量监管

实施政府购买公共卫生服务模式,政府是购买者,最终要对服务的质量负责。因此,作为委托人的政府需要对作为代理人的机构进行服务质量的监管,从而维护委托人和公众的利益。日常的服务质量监管工作由卫生部门下设的卫生监督机构执行。对于常见的社区公共卫生服务,如国家基本公共卫生服务,卫生监督部门可以根据相关的标准和流程要求进行监管。监管可以以现场查看、查看月/季报告、随机抽查档案、公众投诉等方式进行。另外,国内外经验表明,公众在服务质量监督方面的作用越来越重要。公众可以通过各种形式对服务质量进行监督,如投诉、调查、提意见等。

3. 加强价格监管

有的社区卫生服务属纯公共产品,全部由政府付费;有的属于准公共产品,政府部分付费。另外,社区卫生服务机构除了提供公共卫生服务以外,还提供大量基本医疗服务。为保证社区卫生服务的公益性,政府有责任对社区卫生服务机构的收费情况进行监管。比如对二类疫苗实行收费制度,政府的监管能一方面确保二类疫苗接种的资源性,另一方面确保收费合理。对于其他的社区公共卫生和基本医疗服务,政府也要加强价格监管,以防止乱收费,维护公众利益。从合肥市政府购买社区卫生服务的居民满意度来看,居民对社区卫生服务的收费情况是很满意的。但实践中,合肥市社区卫生服务领域的乱收费现象依然存在。这就需要物价部门、卫生监督的相关部门加强监督,从根本上制止乱收费现象的发生。

第三节 推进政府购买社区公共卫生服务体制的配套改革

针对合肥市民营社区卫生服务机构存在的诸多问题,我们提出政府购买社区公共卫生服务岗位的建议。政府购买社区公共卫生服务只是基层医疗卫生体制综合改革的内容之一。除此之外,基层医疗卫生体制改革还涉及管理体制、人事制度、分配制度、基本药物制度等等。因此,要使政府购买社区公共卫生服务的顺利进行,就需要推进其他相关的配套项目改革。社区卫生包括公共卫生和基本医疗两个方面。这两个方面是不可分离的,公共卫生的发展必须以基本医疗的发展为前提。而促进社区基本医疗发展的途径之一是实行社区首诊制。

一、探索政府购买公共卫生岗位的做法

合肥市近年来实行了"三主三辅"的社区卫生发展思路,在

这种思路指导下，政府不断加大了尤其是对公立社区卫生服务中心的投入。短期内，公立社区卫生服务机构及其工作人员的积极性得到普遍提高。而民营社区卫生服务机构由于政府购买公共卫生服务的规模小、购买价格低、补偿不到位、政府政策不稳定等种种原因，积极性受到了一定的影响。随着政府财力的增强，政府可以举办更多的公立机构，实行"政府公立，内部购买"的模式，从而使民营社区卫生服务机构逐渐退出。政府也可以将民营社区卫生服务机构收归国有。无论是政府举办更多的公立机构，还是政府将民营社区卫生服务机构收归国有，都需要政府大规模的投入。对于合肥市来说，由于经济不够发达，财力有限，短期内难以实现将所有社区卫生服务机构都变为公有的目标。因而，在相当长的一段时间内，民营社区卫生服务机构仍然存在，政府要努力调动民营社区卫生服务机构的积极性。政府可以探索实行政府购买公共卫生岗位的做法。

政府购买公共卫生岗位，是指政府出资购买非政府力量举办的社区卫生服务机构中的公共卫生服务岗位。比如一个民营或其他社会力量举办的社区卫生服务站，从事公共卫生服务一般只需要两个人，一名医生、一名护士完全能够承担现有的公共卫生服务任务。政府应根据当地医护人员目前的平均工资，补偿两个人的收入。政府还可以适当补偿一定的业务用房的支出。这种做法一方面可以调动这些机构从事公共卫生服务的积极性；另一方面，与政府直接举办公立机构相比，又能节约财政资金，减少政府投入。此外，调研结果表明，也有一些非政府举办的社区卫生工作人员表达了愿意做公共卫生服务的想法。如果政府采取购买公共卫生岗位的做法，就容易得到这些机构和人员的配合。因此，政府可以尽快实行购买公共卫生岗位的做法，调动和提高非政府举办的社区卫生服务机构、尤其是民营社区卫生服务机构从事公共卫生服务的积极性。

二、深化管理体制和人事制度改革

继续深化管理体制和人事制度改革。目前,合肥市的改革已经明确了社区卫生服务机构的公益性质,所有社区卫生服务机构都是非营利性的。对于政府举办的社区卫生服务机构,政府根据社区卫生服务的任务、人口、社会经济条件等确定人员编制。对公立社区卫生服务机构实行收支两条线,由政府财政兜底,以免社区卫生服务机构过分追求经济利益,从而确保服务的公益性。但相关改革仍不够完善,如从公立社区卫生服务机构的人员编制来看,与发达地区存在较大的差距。合肥市的社区卫生服务中心目前一般每万人配备 8 个编制,而发达地区如上海等地则是每万人配备 15 个编制。从管理体制上看,实行以公立机构为主的体制以后,公立社区卫生服务机构及其人员的积极性得到提高。但正如有些专家所担心的,这只是改革的短期效应,长期来看,如果不继续深化改革,就会产生一些问题,甚至会退回到"大锅饭"的老路上。事实上,目前有些机构和个人已经出现了懒惰现象。所以,在对公立机构实行收支两条线以后,要继续深化改革,加强绩效考核,调动和提高机构和人员的积极性,避免退回到吃"大锅饭"的老路上。在人员编制的设置上,应随着经济社会的发展,人民生活水平的提高,适当增加社区卫生服务机构的人员编制,尤其是增加医生、护士等技术人员的编制。

三、推进分配制度改革

从一定程度上来说,分配制度改革直接关系基层医药卫生体制改革的成败。实践表明,人事制度改革、管理体制改革、药品销售改革等存在的问题都不大,而所有这些改革能否成功在一定程度上取决于分配制度改革能否成功。因此,要积极推进分配制度改革。

一是要加强对社区卫生服务机构的考核,完善激励机制,按绩效付款,从而调动社区卫生服务机构及其人员的积极性。对收支两条线可能导致的人员积极性降低的问题,应采取一定的措施解决,如提高二次奖励的数额、实行按劳付酬等。

二是在绩效工资方面进行大胆探索和改革。2011年之前,合肥市各地的做法不一致,一般以绩效工资不低于40%、基础工资不高于60%为标准。有的区实行基础工资50%、绩效工资50%的做法;有的实行基础工资40%、绩效工资60%的做法;个别区实行了基础工资30%、绩效工资70%的做法。2011年,合肥市全面推行基础工资30%、绩效工资70%的做法。

四、落实国家基本药物制度

针对实施基本药物制度中出现的问题,政府应尽快采取措施解决。要进一步扩大药品零差率销售的范围,尽快在所有社区卫生服务站推行药品零差率销售制度。针对一些社区卫生服务机构规避零差率销售的问题,要及时采取措施进行规范,从而真正落实药品零差率销售。对个别社区卫生服务机构通过将社区卫生服机构药品销售变成医院药品销售的问题,要进行专门检查;对一套人马、两块牌子的机构也要进行清查,使社区卫生服务机构与相关的医院分离。对个别社区卫生服务站通过营利性药房出售药品的行为,要及时进行查处,禁止个人或团体在举办非营利性社区卫生服务机构的同时举办营利性的相关产业。同时,要完善药品采购的相关制度,避免出现虚报价格,以击败竞争对手,然后谎称缺药不供应的现象。加强对药品企业的日常监管,对于上述违规企业,应及时取消其提供服务的资格。在政府采购过程中,要避免出现"获胜者通吃"现象,可以采取一些措施,如故意分散采购,让多个药品企业竞争。为保持社区卫生服务的公益性,政府可以适当增加药品销售的补助,及时足额发放相关补助,以调动社区卫生服务机构的积极性。

五、实行社区首诊制

社区卫生包括公共卫生和基本医疗两部分,两者之间是相互促进,相互影响的关系。国外社区卫生的一个重要特点就是实行社区首诊制。患者小病进社区,需要住院的则经过家庭医生的转诊证明才可以到医院就诊,没有家庭医生的转诊证明,则住院产生的费用不予报销。在这种模式下,社区医疗事业较为发达,家庭医生收入相对比较可观。基本医疗业务的发展对家庭医生的业务水平的提高起到了很好的促进作用,从而有利于公共卫生服务的开展。在英国,由于政府是按照人头向家庭医生支付费用的,所以,如果病人住院,则会产生转诊费,家庭医生收入就会减少,从而促使家庭医生做好预防工作。因此,社区首诊制一方面促进了社区公共卫生服务的发展,另一方面控制了医疗费用增长过快的现象。

我国近年来正在推行社区首诊制。如上海推行了家庭医生签约制,居民按照自愿原则可以与家庭医生签约。但由于实施时间较短,成效如何还有待进一步观察。合肥市也在探索实行社区首诊制和家庭医生签约制,但也是刚刚起步。可以借鉴国内外相关经验,尽快落实社区首诊制。一方面,从制度上作出要求,小病进社区,大病到医院,康复回社区,在医保报销制度上进一步向社区医疗倾斜。另一方面,为实行社区首诊制创造各种条件。可以让大医院医生到社区对口支援,比如从政策上做出规定,医生评审职称时必须有社区卫生服务机构服务的经历,专家必须定期到社区卫生服务机构坐诊,从而引导医院人才进社区,吸引患者到社区。制定相关优惠政策,吸引优秀人才进社区,以充实社区卫生服务的力量。加强对社区卫生服务的人才培养,提高现有社区卫生服务人员队伍的素质。此外,应将居民健康档案信息系统与公立医院信息系统联网,从而实现社区卫生服务机构与公立医院之间的信息互享。

第七章　合肥模式的特色与启示

合肥模式的特色主要是"政府主导,社会参与,多元提供",采取各种措施确保社区卫生服务的公益性;在实行政府购买的同时,对社区卫生服务进行综合配套改革。合肥的这些做法可以供其他地区参考和借鉴。

第一节　合肥模式的特色

将合肥市政府购买社区卫生服务的过程与国内外相关实践进行对比可以发现,合肥模式与国内外相关实践具有许多相似的地方,如根据中央政府的要求确定购买内容,实行合同购买、卫生服务券购买等多种购买方式,探索多种支付与补偿方式,加强考核与监管等。同时,合肥模式与国内外其他地区的实践类似,在购买过程中都还存在一些问题,如购买内容偏少、购买价格偏低、政府补偿不到位、监管与考核体系不完善等。因此,无论是合肥还是国内其他地区,都需要不断优化政府购买社区公共卫生服务的过程。合肥模式还有一定的创新亮点,如购买对象,不完全是政府的公立机构,也不是完全民营化或以民营化为主,而是实行政府主导,公立为主;社会参与,多元提供的方式。政府不断加大投入,扩大购买社区卫生服务的规模。此外,合肥市还对社区卫生服务进行综合配套改革。

一、政府主导,公立为主

合肥模式最大的特点在于实行以政府主导、公立为主、确保社区卫生服务的公益性的发展模式。近年来,合肥市采取"三主三辅"的思路发展社区卫生事业,即以公立社区卫生服务机构为主,以民营社区卫生服务机构为辅;以社区卫生服务中心为主,以社区卫生服务站为辅;以区政府为主,以街道居委会为辅。"三主三辅"的发展思路确保了社区卫生服务的公益性,同时进一步规范了社区卫生服务机构的发展。合肥市的做法与潍坊市"政府主导,公益性质"的思路颇为相似。但与潍坊模式不同的是,合肥市在社区卫生服务机构内部,又实行以中心为主、以站为辅的方式,加大对社区卫生服务中心的投入,对社区卫生服务站进行调整、改造。当然,产生这一思路的背景是合肥市社区卫生服务发展初期的混乱和无序。应该说采取以中心为主、以站为辅的思路是对早期改革的一种必然回应。另外,与其他地方不同的是,合肥市还明确提出以区政府为主、以街道居委会为辅的策略,从而明确市政府、区政府、街道及居委会等各方的责任。

合肥这种政府主导、公立为主的模式与国内其他地方的实践具有明显的不同特征,也产生了不同的效果。如在苏州,最初的改革是以民营为主导的,只是后来改革不成功而被迫再次进行"国有化"。同样,在广州,也是由于政府没有发挥主导作用而导致改革的逆向化。与其他地方不同的还有,合肥采取了一系列措施确保社区卫生服务的公益性,如进行管理体制改革、人事制度改革、分配制度改革、实施基本药物制度等,从而确保了社区卫生服务的公益性质。

二、社会参与,多元提供

合肥市政府购买社区卫生服务的另一大特点是在向谁购买方面,坚持实行社会参与、多元提供的模式。受地方经济发展水平和政府财力的限制,合肥市政府举办的社区卫生服务机构数量有限,民营和其他社会力量举办的社区卫生服务机构占了相当一部分比例。2005 年之前,绝大部分社区卫生服务机构都是由社会力量举办的,但产生了公益性不足的问题。2008年之后,政府开始对社区卫生服务机构进行整改,从而形成了"政府主导,公立为主;社会参与,多元提供"的模式。至 2011年 4 月,在合肥市城区 127 所社区卫生服务机构中,有民营的 53 所,占 42%;有公立的 74 所,占 58%。以公立为主并不意味着政府直接举办,而是在一定程度上依靠社会团体、企事业单位等力量举办。如在市区 50 所社区卫生服务中心中,政府举办的有 24 所,民营的有 4 所,其他社会力量(多是国有企或公立医院)举办的有 22 所。从合肥实践来看,由于受地方经济发展和财力限制,完全依靠政府,则无法有效提供社区卫生服务;而过多依靠市场,则会出现公益性不足、损害公众利益等问题。合肥市根据实际,采取了"政府主导,公立为主;社会参与,多元化提供"的模式,既减轻了政府的财政负担,又保证了社区卫生服务的公益性,也为其他社会力量提供了发展的机会。

合肥的这种做法与国内其他地区的实践有所不同。很显然,与苏州、广州、重庆等地做法不同。合肥的做法与潍坊有些类似,都是实行以公立为主、政府主导的模式。而在潍坊,80家社区卫生服务机构中有 32 家是民营性质,其余为公立医院下设的。因此,合肥市社区卫生服务的提供主体是更加多样化的。

三、加大政府投入，扩大购买规模

合肥模式的另一大特色是政府不断加大对社区卫生服务的投入，扩大政府购买规模。自 2005 年起，合肥市级财政设立了社区卫生服务专项经费，并纳入当年财政预算。各区财政也按照要求，先后安排专项经费。目前，全市各区均建立了比较稳定的筹资和投入机制，严格按城市人口安排社区卫生服务经费，并逐年增长。2005 年，合肥市社区卫生人均筹资标准是 5 元，2009 年则达到了 20 元（当年国家要求的标准是 15 元），其中市区两级标准人均达 13 元。2006 年至 2008 年，合肥市、区两级财政共安排专项经费 5 971 万元，其中市级经费投入达 3 686 余万元，平均年增长 123％。至 2011 年 3 月，全市各级财政的社区卫生服务专项经费投入累计达1.2亿元。[1] 以蜀山区为例，2009 年，中央、省公共卫生经费拨付 228.1 万元，市级公共卫生经费拨付 85.05 万元，区级社区卫生经费拨付 240 万元（6 元/人），各级财政累计拨付553.15万元。2010 年，中央、省公共卫生经费拨付 488.52 万元，市级公共卫生经费拨付 112.06 万元，区级社区卫生经费拨付 258 万元（6 元/人），各级财政拨付经费累计达 858.58 万元。[2]

从合肥市政府投入的去向来看，政府向社区卫生服务中心和社区卫生服务站的投入都逐年增加，如"表7-1"所示。在社区卫生服务机构的总收入中，政府财政补助收入逐年增加，如"表 7-2"所示。由于 2008 年以来政府采取了以"公立为主，民办为辅"的政策，因此，2009 年以后，在社区卫生服务中心的收入中，政府补助收入所占的比重逐年增加，而在社区卫生服务站的总收入中，政府补助收入所占的比重有所减少。如"表

---

[1] 合肥市社区卫生服务体系建设改革调研报告。调研资料由合肥市卫生局提供

[2] 调研资料由合肥市蜀山区卫生局提供。

7-3"和"表 7-4"所示。

表7-1　近三年合肥市社区卫生服务机构投入(万元)

年份	社区卫生服务中心(站)	社区卫生服务中心	社区卫生服务站
2008	948	802	146
2009	3896	3554.8	341.2
2010	5708.1	5423.2	284.9

(资料来源:根据 2008 年、2009 年、2010 年合肥市卫生统计年鉴数据整理而成。)

表 7-2　近三年合肥市社区卫生服务机构收入构成(万元)

年份	社区卫生服务中心(站)总收入	财政补助收入	业务收入(事业收入)	财政补助收入占的比重
2008	7558	948	6611	12.54%
2009	14173.8	3896	10277.8	27.49%
2010	18043.3	5708.1	12335.2	31.64%

(资料来源:根据 2008 年、2009 年、2010 年合肥市卫生统计年鉴数据整理而成。)

表 7-3　近三年合肥市社区卫生服务中心的收入构成(万元)

年份	社区卫生服务中心总收入	财政补助收入	业务收入(事业收入)	财政补助收入占的比重
2008	4982	802	4180	16.10%
2009	10467.4	3554.8	6912.6	34.00%
2010	15598.6	5423.2	10175.4	35.77%

(资料来源:根据 2008 年、2009 年、2010 年合肥市卫生统计年鉴数据整理而成。)

表 7-4　近三年合肥市社区卫生服务站的收入构成(万元)

年份	社区卫生服务站总收入	财政补助收入	业务收入(事业收入)	财政补助收入占的比重
2008	2576	146	2431	5.67%
2009	3706.4	341.2	3365.2	9.21%
2010	2444.7	284.9	2159.8	1.17%

(资料来源:根据 2008 年、2009 年、2010 年合肥市卫生统计年鉴数据整理而成。)

　　除了加大对社区公共卫生服务专项经费的投入之外,合肥市近年来还不断加大对社区卫生硬件建设的投入。自 2007 年起,合肥市把社区卫生服务机构建设列入民生工程和国债项目之中。民生工程项目资金主要用于对社区卫生服务机构的房屋装修和添备及置设维护等方面,其中每个中心投入 50 万元,每个站投入 8 万元。民生工程资金还用于示范中心及示范站的建设。至 2011 年 3 月,已经有 35 所中心、70 所服务站完成了民生工程规范化建设,共投入资金 2 310 万元。19 所中心完成了国债项目建设,共投入资金 4 555 万元。[①] 此外,市、区政府还集中财力解决了社区卫生服务机构的用房问题,做到社区卫生服务机构用房建设"四同步",即同步规划、同步建设、同步验收、同步交付免费使用。

四、对社区卫生服务进行综合配套改革

社区卫生服务改革是一项复杂的工程,牵一发而动全身。政府购买社区公共卫生服务只是对社区卫生服务运行机制的改革,而要使政府购买顺利进行,还必须深化相关的配套改革。近年来,合肥市在推进管理体制改革、人事制度改革、分配制度改革、基本药物制度改革等方面进行了深入的探索,这些改革与政府购买社区公共卫生服务的改革一起,有力地推进了合肥市社区卫生服务的发展。

1. 推行管理体制改革

建立政府举办的社区卫生服务机构公益性管理体制。改革明确了社区卫生服务机构的性质。政府举办的社区卫生服务机构属于公益性事业单位,主要提供公共卫生和基本医疗服务,由所在区(县)统一管理。根据社区卫生服务机构承担的任务,结合服务人口及其他社会经济条件,合理确定人员编制,由

---

① 合肥市全面加快社区卫生大发展,中华人民共和国卫生部网站,www.moh.gov.cn

编制部门实行总量控制,集中管理。政府举办的社区卫生服务中心一般按照每万人 8 个编制来确定,一般配 2～3 名全科医生、1 名公共卫生医师、3～4 名护士。政府举办的社区卫生服务机构实行收支两条线管理,社区卫生服务机构的建设、设备购置、人员经费、公共卫生业务经费等都由政府承担,其中公共卫生经费按绩效核定。政府举办的社区卫生服务机构的所有收入上交财政专用账户。

2. 推进人事制度改革

科学合理地设置岗位,在编制内按照管理岗位、专业技术岗位、工勤技能岗位三种类别设置。实行全员聘用制,进行合同管理。社区卫生服务中心的主任公开竞聘,中心工作人员竞聘上岗。

3. 推进分配制度改革

推进分配制度改革,实行绩效考核。在对社区卫生服务机构进行考核的同时,加强对工作人员的考核,实行绩效工资。岗位工资由绩效工资和基础工资组成,绩效工资不低于 40%,基础工资不高于 60%。目前,合肥市正按照基础工资 30%、绩效工资 70% 的要求深化分配制度改革。

4. 落实国家基本药物制度

取消药品加成,实行零差率销售。自 2010 年 9 月开始,合肥市在政府举办的 21 所社区卫生服务中心实行基本药物制度和药品零差率销售。基本药物包括国家基本药物 300 种、安徽省补偿药物 270 种。社区卫生服务中心销售补充药品的销售额不能超过 30%,社区卫生服务站销售补充药品的总额不能超过 10%。实行零差率销售的服务中心,由政府给予 15% 左右的药品销售补助。2011 年 7 月,非政府举办的社区卫生服务中心也全部实行药品零差率销售。2011 年下半年,庐阳区部分社区卫生服务站开始试行药品零差率销售。推行基本药物制度,实行药品零差率销售,这些措施保证了社区卫生服务的公益性,使居民成为最大的受益者。

5.保障制度改革

对政府举办的社区卫生服务机构实行"核定任务、核定收支、集中支付、绩效考核补助、财政保障"的补偿政策。医护人员工资水平与事业单位人员工资水平相衔接。离退休人员的离退休费用,在事业单位养老保险制度改革前,由财政部门根据国家规定核定补助。这些改革举措保障了社区卫生服务机构的顺利运行,也为政府购买社区公共卫生服务创造了良好的环境。

合肥社区卫生服务综合配套改革受到了社会多界的关注与认可。自 2009 年以来,全国近百家基层医改考察团来合肥市考察交流。"焦点访谈"、《中国卫生》杂志社等比较有影响的媒体曾经在全国范围内介绍和推广合肥基层医改经验。

第二节　合肥模式的启示

合肥模式的启示在于,保持社区公共卫生服务的公益性是政府购买成功的前提;完善政府购买的运行过程是政府购买成功的关键;推进基层医药卫生体制综合配套改革是政府购买成功的保障。

一、保持社区卫生服务的公益性是政府购买成功的前提

英国、新西兰、澳大利亚等国家由于实行高福利制度,社区卫生服务的筹资主要是由政府承担,因此,社区卫生服务具有较强的公益性。而在国内,苏州市在政府购买以后,政府却没有承担相关的责任,导致社区卫生服务公益性淡化,损害了公众利益,不得不重新"国有化"。潍坊市坚持了"政府主导,公益性质"的发展思路,政府购买服务的实践发展较为顺利。与国内其他地方相比,合肥市采取了更多的措施确保社区卫生服务

的公益性,而这一做法是政府购买社区公共卫生服务成功的前提。

近年来,合肥市政府一方面不断调整社区卫生服务机构,以公立社区卫生服务机构为主;另一方面加大对社区卫生服务的投入,这两项措施大大保障了社区卫生服务的公益性。此外,合肥市还通过一系列配套改革来确保社区社区卫生服务的公益性。如对社区卫生服务机构实行国家基本药物制度和药品零差率销售、改革社区卫生服务的管理体制等。目前所有的社区卫生服务中心和社区卫生服务站都执行基本药物制度,所有的社区卫生服务中心都实行药品零差率销售,政府对药品销售给予补助。对于政府举办的社区卫生服务机构,明确其为公益性质。过去政府举办的社区卫生服务机构性质不明确,属于事业单位,有的自收自支,有的则差额拨款,这种管理体制导致了一些机构过于追求经济利益。近年来,合肥市进一步明确了政府举办的社区卫生服务机构属非营利性事业单位,政府对其举办的社区卫生服务机构的支出实行财政兜底,进行收支两条线管理。这些措施大大增强了社区卫生服务机构的公益性。

二、完善政府购买的运行过程是政府购买成功的关键

政府购买社区卫生服务需考虑到向谁购买、购买什么、以何种价格购买、如何筹资与支付、如何考核与监管等问题。其中最关键的是买什么、向谁买、以何种价格购买。买什么直接决定了政府购买的服务能否满足公众的健康需求;向谁买则决定了市场的结构和竞争安排,从而影响到服务提供的效率;而以何种价格购买,则决定了服务提供者的积极性的高低。

从对合肥市政府购买社区卫生服务产生的困境及其原因的分析可知,绝大多数问题都是在政府购买过程中出现的。有些问题并不是合肥所特有的,国内其他地方也或多或少存在类

似的问题。如购买价格偏低、政府补偿不到位的问题。这一问题直接影响社区卫生服务机构的积极性,关系政府购买的最终效果。还有如监管考核方面的问题。合肥市与其他地方一样,近年来加大了考核力度,但由于种种原因还存在一些不完善的地方。如果不能及时完善考核体系,则意味着不能奖优罚劣,不能按绩效付款,从而导致政府购买的失败。政府补偿方式的选择也直接关系购买的效果。由于各种补偿方式具有不同的激励效果,但不同服务对补偿方式的要求又不一样,这就需要根据社区卫生服务提供的服务内容确定补偿方式,适合按人头补偿的,按实际服务人口补偿;适合按服务项目补偿的,则按服务项目补偿。只有这样,才能真正做到按绩效付款。总之,购买过程中的问题直接关系政府购买的成败。如不加以解决,任何环节出现问题最终都可能导致购买的失败。因此,完善政府购买过程是政府购买成功的关键。

完善政府购买过程的要求:政府应根据居民的健康需求和政府财力合理确定购买内容,在政府财力的可承受范围内,尽量为公众提供数量更多、质量更好的社区公共卫生服务。科学合理地确定政府购买价格,既要保证补偿服务提供者的成本,调动社区卫生服务机构的积极性,又要确保提高政府财政资金的使用效率,避免浪费。根据各地区的实际情况、卫生服务的特点合理地选择购买方式。完善补偿机制,由按人头补偿逐渐转向按服务项目补偿;有些无法按项目补偿的,则应按实际服务人口补偿,做到及时、足额补偿。完善考核体系,优化考核主体,细化考核指标,合理应用考核结果。同时还要加强对服务提供者的监管。

三、推进基层医药卫生体制综合配套改革是政府购买成功的保障

前面已述,合肥模式的一个重要特色是对社区卫生服务进

行了综合改革。除了对政府购买服务的运行机制进行改革之外，还进行了管理体制改革、人事制度改革、分配制度改革，以及实施基本药物制度和药品零差率销售等。这些改革具有较强的创新性，使合肥医改在短期内取得了明显成效，受到社会的广泛关注与认可。

管理体制改革明确了社区卫生服务的公益性质，使营利性社区卫生服务机构退出。在人事制度上，对于政府举办的社区卫生服务机构，根据社区卫生服务的任务、人口、社会经济条件确定人员编制。在对公立社区卫生服务机构的管理上，实行收支两条线，由政府财政兜底，减少了社区卫生服务机构过度追求经济利益的现象，从而确保服务的公益性。在进行人事制度改革、管理体制改革的同时，还要进行分配制度改革，实行绩效考核与绩效工资，从而确保人员不会退回到"吃大锅饭"的老路上。

通过管理体制改革、人事制度改革、分配制度改革、药品销售制度的改革，一方面确保了社区卫生服务的公益性，另一方面调动了社区卫生服务机构的积极性，减轻了居民负担，从而保障了政府购买社区公共卫生服务的成功。

对于全国其他地区来说，合肥对社区公共卫生服务进行的综合配套改革经验具有很好的参考价值。因此，各地在实行政府购买社区公共卫生服务时，要推行社区公共卫生服务的综合配套改革，从而确保政府购买的顺利运行。

结束语

　　近年来,政府购买公共服务逐渐成为全球政府公共部门改革的一大趋势。在公共卫生领域,政府购买的实践取得了丰硕成果。我国政府购买服务尚处于探索阶段。在政府购买卫生服务方面,近年来,合肥市的实践具有一定的创新意义。我们选取合肥市为研究对象,是因为合肥市具有较好的代表性,合肥模式的经验可以供其他地方参考借鉴。

　　政府购买社区公共卫生服务的理论基础有公共产品理论、委托代理理论、交易成本理论,以及卫生服务的战略性购买理论。在西方发达国家,政府在购买社区公共卫生服务方面积累了许多成功的经验,可供我国借鉴。为了更好地探讨政府购买社区公共卫生服务的模式,我们还对国内典型地区的实践进行了分析。典型国家和地区的经验包括:强化政府公共卫生职能,加大政府对社区卫生服务的投入;根据居民需要与经济社会发展状况确定购买内容;探索多种购买方式;对服务提供者进行合理补偿;加强考核与监管;鼓励居民参与社区公共卫生服务。

　　近些年来,合肥市采用政府购买社区公共卫生服务的做法,使社区卫生服务有了快速发展,成果显著,如社区卫生服务机构迅速增加、社区公共卫生服务设施得到改善、服务能力有所提高、居民满意度提高等。但由于种种原因,合肥市在购买社区公共卫生服务方面还存在一些问题,如政府投入不足、购买的服务项目偏少、购买的价格偏低、政府筹资补偿不及时不足额、绩效考核不完善、购买方式与购买流程有待调整与优化、民营社区卫生服务机构积极性不高、某些社区公共卫生服务的效果不佳等。

针对合肥市政府购买社区公共卫生服务存在的问题,借鉴国内外政府购买社区公共卫生服务的经验,我们提出了优化合肥市政府购买社区公共卫生服务的路径:首先,优化政府购买社区卫生服务的基础条件,加大对社区卫生服务的投入,保持社区卫生服务的公益性,完善政府购买的法律和制度。其次,优化政府购买社区卫生服务的运行过程,包括:适当增加购买内容、使服务提供主体多元化、合理确定购买价格、完善筹资与补偿机制、选择和优化购买方式、完善考核体系、加强对服务提供者的监管等。最后,为保障政府购买社区卫生服务的顺利运行,还要继续推进相关的配套改革,包括探索政府购买公共卫生岗位的做法、深化管理体制和人事制度改革、推进分配制度改革、落实国家基本药物制度、实行社区首诊制。

合肥模式对政府购买社区公共卫生服务的启示在于:保持社区卫生服务的公益性是政府购买社区卫生服务的前提条件,完善政府购买的运行过程是政府购买成功的关键,推进社区卫生服务综合配套改革是政府购买成功的保障。

本书的创新之处在于对合肥市政府购买社区公共卫生服务实践进行了大量的调查研究,对合肥市政府购买社区公共卫生服务产生的困境及其成因进行了深入分析,并根据国内外经验,为合肥市优化政府购买社区卫生服务路径提出了具有针对性的建议。由于作者能力有限、研究方法的不当等，使得对相关问题的研究还不够深入、全面，敬请各位前辈和同仁批评指正。

附录

附录一：社区卫生服务机构基本情况调查表

1. 社区卫生服务机构基本情况

机构名称	举办主体	覆盖人口(人)	服务范围(km²)	人口密度(人/km²)	业务用房面积(m²)	万人业务用房面积(m²)	服务站(个)

社区卫生服务中心需要填写所管理的社区卫生服务站数量

2.社区卫生服务机构人员情况

总员工数	医生人数	护士	其他技术人员	每万人医生数(人)	每万人总员工数(人)

3.社区卫生服务机构开展公共卫生服务情况(略)

4.近三年收入来源情况

	财政补助收入	药品收入	医疗收入	其他收入	总收入	药品补助收入	公共卫生经费补助
2008							
2009							
2010							

附录二:社区卫生服务机构负责人访谈提纲

1.机构成立的背景。

2.开展哪些公共卫生服务项目。您认为这些项目是否足够?

3.您认为政府购买的价格怎样?

4.您如何看待购买过程(包括谈判、签约、支付、监管、考核等环节)?

5.机构近年来取得了哪些成就?未来的发展还有哪些困难?

6.对政府购买社区公共卫生服务有哪些好的建议和意见?

附录三：政府卫生部门领导人访谈提纲

1. 市（区）政府购买社区公共卫生服务的背景是什么？

2. 政府如何选择社区公共卫生服务的提供机构？

3. 如何确定政府购买的内容与价格？

4. 购买方式是如何确定的？

5. 实施政府购买过程（包括支付、监管、考核、奖惩等）主要采取哪些做法？

6. 目前，市（区）在购买社区卫生服务方面取得了哪些成就，还存在哪些问题？

7. 如何评价合肥市近年来所进行的社区卫生服务改革？

附录四：社区卫生服务居民满意度调查问卷

问卷编码：＿＿＿＿＿＿

尊敬的社区居民：

您好！

为了更好地了解居民对社区卫生服务工作的满意度，督促政府与社区卫生服务机构更好地提供服务，我们组织了此次问卷调查。请您根据自己对社区卫生服务的了解，对下面的问题做出回答。我们采取匿名调查的方式，您的回答对您本人及您所在的社区不会产生任何不良影响。希望能够得到您的支持与帮助，谢谢！

安徽大学管理学院

2011 年 11 月

具体访问地址：＿＿＿＿＿＿＿　访问时间：＿＿＿＿＿＿＿

访员签字：＿＿＿＿＿＿＿

您的基本情况（请在相应选项直接画"√"）

1. 性别　　　　（1）男　　　　（2）女

2.您的最高学历是

(1)小学及小学以下　　(2)初中　　(3)高中

(4)大专　　　　　　　(5)本科　　(6)研究生及以上

3.您的年龄是

(1)24 岁及以下　　(2)25～34 岁　　(3)35～44 岁

(4)45～54 岁　　　(5)55～64 岁　　(6)65 岁及以上

4.您的月平均收入是

(1)2 000 元以下　　　　(2)2 000～2 999 元

(3)3 000～3 999 元　　　(4)4 000～5 999 元

(5)6 000～7 999　　·　　(6)8 000 元及以上

以下问题请您根据对社区卫生服务的了解回答(请在相应选项后画"√")

6.从您家步行到该社区卫生服务中心(站)的时间大约为

(1)15 分钟及 15 分钟以内　　　(2)16～20 分钟

(3)21～30 分钟　　　　　　　　(4)30 分钟以上

7.您到该社区卫生服务中心(站)就诊,通常等候时间为:

(1)5 分钟及 5 分钟以内　　　(2)6～15 分钟

(3)16～30 分钟　　　　　　　(3)30 分钟以上

8.您去年在该社区卫生服务中心(站)就诊大约几次?

(1)0 次　(2)1～2 次　(3)3～5 次　(4)5 次以上

9.您在社区卫生服务机构所接受的服务由谁来付费?(可多选)

(1)全免费　　　　(2)全自费　　　(3)城镇职工医保

(4)城镇居民医保　(5)商业保险　　(6)新农村合作医疗

(7)其他

10.请您回答对该社区卫生服务中心(站)的满意程度(在相应选项后画"√",5 分表明很满意,1 分代表很不满意)

	5	4	3	2	1	不了解
卫生服务设施						
环境卫生						
医护人员的技术水平						
医护人员的服务态度						
服务收费						

11.据您了解,该社区卫生服务中心(站)除了提供基本医疗服务外,还提供以下哪些服务?(可多选)

(1)为居民建立健康档案

(2)发放卫生知识宣传材料,举办健康讲座

(3)开展流感、结核病、艾滋病等传染病的防治工作

(4)开展65岁以上老人保健及免费体检工作

(5)开展糖尿病、高血压等慢性病的防治工作(如35岁以上免费量血压、患者免费查血糖、血压)

(6)对0~6岁儿童进行疫苗接种

(7)开展孕产妇的检查、访视工作

(8)开展新生儿建卡 访视工作

(9)开展精神病患者登记、随访、健康指导工作

12.您认为政府免费提供的这些服务能满足公众的健康需要吗?

(1)完全能满足

(2)基本能满足

(3)不能满足

(4)说不清

13.您是否了解我市在社区卫生服务方面所进行的改革情况,比如实施国家基本药物制度、药品零差价销售,纳入医保报销的范围等?(如果了解,继续第14题,如果不了解则跳过第14题)

(1)非常了解

(2)了解一些

(3)说不清

(4)不太了解

(5)不清楚

14.请您对社区卫生服务改革进行总体评分(5分为非常满意,1分为非常不满意)

15.如果政府没有做好社区公共卫生服务(如传染病控制、健康教育、妇幼保健等),您认为应由谁负主要责任?

(1)所属辖区的基层政府

(2)所属社区的卫生服务中心(站)

(3)社区居民

(4)说不清楚

参考文献

著作类：

[1]［美］唐纳德·凯特尔. 权力共享：公共治理与私人市场[M]. 孙迎春译，北京大学出版社，2009.

[2]［美］菲利普·库珀. 合同制治理——公共管理者面临的挑战和机遇[M]. 竺乾威译，上海：复旦大学出版社，2007.

[3]［美］尼古拉斯亨利. 公共行政与公共事务[M]. 张昕译，北京：中国人民大学出版社，2002.

[4]卢祖洵、金生国. 国外社区卫生服务[M]. 北京：人民卫生出版社，2001.

[5]周文健、宁丰. 城市社区建设概论[M]. 北京：中国社会出版社，2001.

[6]谢芳. 美国社区[M]. 北京：中国社会出版社，2004.

[7]于雷. 社区建设理论与实务[M]. 北京：中国轻工业大学出版社，2006.

[8]周文健. 城市社区建设概论[M]. 北京：中国社会科学出版社，2001.

[9]谢亚红. 走向整合：中国城市社区卫生服务创新探索[M].

北京:中国社会出版社,2008.

[10]魏娜.社区组织与社区发展[M].北京:红旗出版社,2003.

[11]王俊.公共卫生——政府的角色与选择[M].北京:中国社会科学出版社,2007.

[12][美]E.S.萨瓦斯.民营化与公私部门的伙伴关系[M].周志忍译,北京:中国人民大学出版社,2002.

[13]王光荣,龚幼龙.小康社会社区卫生服务发展策略[M].上海:复旦大学出版社,2004.

[14]张俊芳.中国城市社区的组织与管理[M].南京:东南大学出版社,2004

[15]2000年世界卫生报告.卫生系统:改进业绩[R].北京:人民卫生出版社,2000.

[16][英]简·莱恩.新公共管理[M].赵成根等译,北京:中国青年出版社,2004.

[17]Alexander S. Preker and John C. Langenbrunner. 明智的支出——为穷人购买医疗卫生服务[M].北京:中国财政经济出版社,2006.

[18]保罗·A·萨缪尔森,威廉·D·诺德豪斯.经济学[M].北京:机械工业出版社,1998.

[19]俞可平.治理与善治[C].北京:社会科学文献出版社,2000.

[20]俞可平.中国公民社会的兴起与治理的变迁[M].北京:社会科学文献出版社,2002

[21][美]詹姆斯·N·罗西瑙.没有政府的治理[C].张胜军等译.南昌:江西人民出版社,2001.

[22]赵黎青.非营利部门与中国发展[M].香港社会科学出版社,2001.

[23][美]莱斯特·M·萨拉蒙等.全球公民社会——非营利部门视界[M].贾西津等译.北京:社会科学文献出版社,2002.

[24]孔繁斌.公共性的再生产:多中心治理的合作机制构建[M].南京:凤凰出版传媒集团,2008.

[25]阎坤,王进杰.公共支出理论前沿[M].北京:中国人民大学出版社,2004.

[26]经济合作与发展组织.分散化的公共治理:代理机构、权力主体和其他政府实体[R].国家发展和改革委员会事业单位改革研究课题组译,北京:中信出版社,2004.

[27]傅华、李枫.现代健康促进理论与实践[M].上海:复旦大学出版社,2003.

[28]郭岩.卫生事业管理[M].北京:北京医科大学出版社,2003.

[29]吴春容.全科医学与社区卫生服务[M].北京:华夏出版社,2002.

[30]林琼.新型医疗保障制度下的城市社区卫生服务体系[M].北京:中国财政经济出版社,2007.

[31]李琼.中国全民医疗保障实现路径研究[M].北京:人民出版社,2009.

[32]于保荣.医改之路:国际经验与支付方式[M].济南:山东大学出版社,2009.

[33]杜乐勋,张文鸣.中国医疗卫生发展报告(2009)[R].北京:社会科学文献出版社,2009.

[34]宋世明.美国行政改革研究[M].北京:国家行政学院出版社,1999.

[35]刘厚金.我国政府转型中的公共服务[M].北京:中央编译出版社,2008.

[36]陈干全.公共服务民营化及其政府管理研究[M].合肥:安徽大学出版社,2008.

[37]唐铁汉等.公共服务创新——首届中欧政府管理高层论坛论文集[C].北京:国家行政学院出版社,2004.

[38]孙晓莉.中外公共服务体制比较[M].北京:国家行政学院出版社,2007.

[39]世界银行.1997年世界发展报告:变革世界中的政府[R].蔡秋生等译.北京:中国财政经济出版社,1997.

[40]李军鹏.公共服务学政府公共服务的理论与实践[M].北京:国家行政学院出版社,2007.

[41]句华.公共服务中的市场机制:理论、方式与技术[M].北京大学出版社,2006.

[42]杨团.社区公共服务论析[M].北京:华夏出版社,2002.

[43][美]哈罗德·孔茨,海因茨·韦里克.管理学(第十版)[M].北京:经济科学出版社,1998.

[44]世界银行.中国:卫生模式转变中的长远问题与对策[R].北京:中国财政经济出版社,1994.

[106][美]罗伯特·B·登哈特、珍妮特·V·登哈特.新公共服务:服务,而不是掌舵[M].丁煌译,北京:中国人民大学出版社,2004.

[107][美]曼瑟尔·奥尔森.集体行动的逻辑[M].陈郁等译,上海:三联书店,1995.

[109][美]奥利佛·威廉姆斯、斯科特·马斯腾.交易成本经济学[M].李自杰等译,北京:人民出版社,2008.

[110]盛洪.现代制度经济学(上卷)[M].北京:中国发展出版社,2009.

[111]马骏、叶娟丽.西方公共行政学理论前沿[M].北京:中国社会科学出版社,2001.

[112][美]奥利弗·威廉姆森.资本主义的经济制度[M].段毅才、王伟译,北京:商务印书馆,2002.

[113][美]文森特·奥斯特罗姆等.美国地方政府[M].井敏、陈幽泓译,北京大学出版社,2004.

[114][美]戴维·奥斯本、特德·盖布勒.改革政府[M].周敦

仁等译,上海译文出版社,2006.

[117][美]埃利诺·奥斯特罗姆.公共事物的治理之道一集体行动制度的演进[M].余达逊、陈旭东译,上海:三联书店,2000.

[118]陈振明.公共管理前沿[M].福州:福建人民出版社,2002.

[119]陈振明.政府再造一西方"新公共管理运动"述评[M].北京:中国人民大学出版社,2003.

[120]陈振明.公共管理学一种不同于传统行政学的研究途径[M].北京:中国人民大学出版社,1999.

[121][美]迈克尔·麦金尼斯.多中心治道与发展[M].毛寿龙译,上海:三联书店,2000.

[122][美]迈克尔.麦金尼斯.多中心体制与地方公共经济[M].毛寿龙、李梅译,上海:三联书店,2000.

论文类:

[45]格里·斯托克(Gerry Stoker).作为理论的治理:五个论点[J].国际社会科学,华夏风译,1999(2).

[46]谢亚红.我国城市社区卫生服务:内涵、问题及思考[J].中国行政管理,2010(12).

[47]王小万.卫生服务购买的基本理论与模式[J].中国卫生经济,2006(6).

[48]石光等.政府购买卫生服务的国内外改革经验评析[J].中国卫生政策研究,2008(2).

[49]石光等.卫生财政拨款方式改革的国际经验——合同购买、按绩效拨款和购买服务[J].中国医院,2007(6).

[50]石光等.直接举办还是购买卫生服务:相关理论与政策问题探讨[J].中国卫生政策研究,2008(1).

[51]代会侠等.政府购买公共卫生服务的模式及其理论分析

[J].中国初级卫生保健,2008(1).

[52]赵云、潘小炎.广西政府购买社区公共卫生服务的调查报告——柳州市政府购买服务的启示[J].中国卫生事业管理,2010(5).

[53]赵云、潘小炎.广西政府购买社区卫生服务政策试点效果评析[J].中国卫生经济,2010(9).

[54]徐艳华、杜亚平.变政府投入为政府购买——论社区卫生服务的可持续发展[J].全科医学临床与教育,2006(2).

[55]吕美行.政府购买服务的理论探讨[J].卫生经济研究,2003(12).

[56]李玲.社区基本卫生服务项目界定的依据和原则[J].卫生经济研究,2004(12).

[57]徐林山.城市社区公共卫生服务项目分类研究[J].中华医药管理杂志,2005(2).

[58]徐林山.四城市社区公共卫生服务项目成本测算[J].中国卫生经济,2005(7).

徐林山.城市社区公共卫生服务项目成本测算研究[J].中华医院管理杂志,2005(2).

[59]沈慰如.对政府购买社区公共卫生产品的设想[J].卫生经济研究,2004(9).

[60]王黎勇.国民基本卫生服务包中基本卫生服务项目提供的优先次序[J].卫生经济研究,2008(5).

[61]王峦.社区公共卫生服务界定的理论原则与方法步骤研究[J].中国初级卫生保健,2009(6).

[62]程晓明.社区卫生服务项目成本测算方法[J].中国卫生经济,2004(10).

[63]程晓明.城市社区卫生服务成本核算[J].中国卫生经济,2004(11).

[64]程晓明.社区卫生服务定价与补偿机制研究(一)[J].中国

全科医学,2004(17).

[65]程晓明.社区卫生服务定价与补偿机制研究(二)[J].中国全科医学,2004(19).

[66]程晓明.社区卫生服务定价与补偿机制研究(三)[J].中国全科医学,2004(21).

[67]程晓明.社区卫生服务定价与补偿机制研究(四)[J].中国全科医学,2004(23).

[68]张媚等.用 ABC 法测算城市社区公共卫生服务项目成本的探讨[J].卫生经济研究,2008(5).

[69]刘昆仑.卫生服务领域开展政府购买服务的可行性探讨[J].中国农村卫生事业管,2009(5).

[70]刘军民.关于政府购买卫生服务改革的评析[J].华中师范大学学报(人文社会科学版),2008(1).

[71]朱吉鸽."公共卫生服务券"评析[J].医学与社会,2006(7).

[72]黄晓光.社区卫生服务经济补偿的问题与对策建议[J].南京医科大学学报(社会科学版),2009(1).

[73]顾亚明.政府对社区卫生服务的七种补偿模式研究[J].卫生经济研究,2010(2).

[74]董伟.无锡首试政府购买民营医疗卫生服务[J].医院领导决策参考,2006(14).

[75]杨安华.西方国家公共服务合同外包研究的进展与趋势[J].甘肃行政学院学报,2009(6).

[76]王芳、卢祖洵.英国卫生服务提供模式及卫生保健制度的主要特征[J].国外医学(社会医学分册),2005(4).

[77]卢祖洵.各国社区卫生服务简介及特点分析[J].中国全科医生,2002(1).

[78]句华.公共服务合同外包的适用范围:理论与实践的反差[J].中国行政管理,2010(4).

[79]丁宏.合肥市社区卫生服务机构发展情况分析[J].中国全科医学,2008,(2A).

[80]王晓妹.合肥市社区家庭户主对社区卫生服务的态度、意愿及行为调查分析[J].中华疾病控制杂志,2009(1).

[81]金生国.新西兰社区卫生服务考察报告[J].中国全科医学,2005(5).

[82]吴健明,刘朝杰.中澳社区卫生服务筹资与补偿机制的比较和启迪[J].中国全科医学,2006(5).

[83]夏芳晨.潍坊探索政府购买社区公共卫生服务新路子[J].中国财政,2008(21).

[84]胡善联.我国公共卫生服务均等化的实证研究:重庆市公共卫生服务券的分析与评价[J].中国卫生政策研究,2009(6期).

[85]董伟.无锡首试政府购买民营医疗卫生服务[J].医院领导决策参考,2006(14).

[86]陈志华.政府购买服务:社会公共服务改革的新途径[D].厦门大学硕士学位论文,2006.

[87]叶婷婷.公共服务外包决策的影响因素分析:基于美国公共服务外包实践的启示[D].厦门大学硕士学位论文,2011.

[88]周勇.深圳市福田区社区基本公共卫生服务项目界定及成本测算[D].武汉:华中科技大学硕士学位论文,2006.

[89]谢屏频.四川省城市社区基本公共卫生服务包研究[D].成都中医药大学硕士学位论文,2008.

[90]夏海辉.广州市社区公共卫生服务成本测算与补偿机制研究[D].武汉:华中科技大学博士学位论文,2009.

[91]贺中计.政府购买社区公共卫生服务的机制研究——以苏州市为个案[D].苏州大学硕士学位论文,2008.

[92]徐艳华.从成本与结构分析政府购买社区卫生服务的可行性[D].杭州:浙江大学硕士学位论文,2006.

[93]王峦.上海市社区卫生服务中心政府公共卫生服务经费投入研究[D].上海:复旦大学硕士学位论文,2009.

[94]李建.城市社区卫生服务机构岗位设置研究[D].武汉:华中科技大学博士学位论文,2010.

[95]孙德俊.城市社区卫生资源优化配置与服务评价研究[D].天津大学博士学位论文,2009.

[96]郝晓宁.中国城市社区卫生服务运行机制与制度建设研究[D].济南:山东大学博士学位论文,2008.

[97]陈子敏.完善社区卫生服务公共卫生功能策略研究[D].武汉:华中科技大学博士学位论文,2007.

[98]王芳.社区卫生服务绩效评价指标体系研究[D].武汉:华中科技大学博士学位论文,2007.

[99]刘毅俊.武汉市社区公共卫生服务绩效评价研究[D].武汉:华中科技大学博士学位论文,2009.

[100]金生国.中国民办社区卫生服务发展现状研究[D].武汉:华中科技大学博士学位论文,2009.

[101]郭滇华.博弈视角下的社区卫生机构政府投入绩效管理研究[D].天津大学博士学位论文,2011.

[102]许宗余.不同举办形式社区卫生服务机构运行机制研究[D].武汉:华中科技大学博士学位论文,2011.

[103]贾西津、苏明.中国政府购买公共服务研究终期报告[R].亚洲开发银行,2009.

[104]张宏军.西方公共产品理论溯源和前瞻——兼论我国公共产品供给的制度设计[J].贵州社会科学,2010(6)

[105][英] 休谟.人性论[M].关文运译,北京:商务印书馆,1980.

[108]胡敏.农村基本医疗卫生服务的购买策略研究[D].上海:复旦大学博士学位论文,2011.

[115]席恒.公共物品供给机制研究[D].西安:西北大学博士

学位论文,2003.

[116]陈振明.加强对公共服务提供机制与方式的研究[J]. 东南学术,2007(2)

英文文献:

[1]AndrewKakabadse A, Nada Kakabadse: Outsourcing in the Public Services: A Comparative Analysis of Practice, Capabilities, and Impact [J]. Public Administration and Development, Vol. 21. No. 5, 2001,

[2]Aidan R. Vining, Steven Globerman: Contracting - out Health Care Services: A Conceptual Framework[J]. Health Policy,Vol. 46,1999

[3]Benjamin Loevinsohn , April Harding: Contracting for the Delivery of Community Health Services: A Review of Global Experience[R]. the Word Bank,2004

[4] Benjamin Loevinsohn , April Harding: Buy Results? Contracting for Health Services Delivery in Developing Countries [J]. www. thelancet. com Vol 366, August 20, 2005

[5]Christopher Keane etc. Privatization and the Scope of Public Health: A National Survey of Local Health Department Directors [J]. American Journal of Public Health, Vol. 91, P61, 2001

[6]Christopher Keane: Perceived Outcomes of Public Health Privatization: A National Survey of Local Health Department Directors [J]. The Milbank Quarterly, Vol. 79, No. 1, 2001

[7]David M. Van Slyke: the Mythology of Privatization in Contracting for Social Services [J]. Public Administration Review,Vol. 63,No. 3,2003

[8] E Joslyne: Contracting in the National Health Service (NHS): Recognizing the Need for Co—operation[J]. Journal of Nursing Management, Vol. 5, 1997

[9] Graeme A. Hodge. : Competetive Tendering and Contracting Out: Rhetoric or Reality? [J]. Public Productivity and Management Review, Vol. 22, No. 4, 1999

[10]John A. Bourbeau, : Has Outsourcing/Contracting Out Saved Money And/Or Improved Service Quality? A Vote Counting—Analysis. [D]. Virginia Polytechnic Institute and State University, 2004

[11] JohnChapin: Performance - based Contracting in Wisconsin Public Health: Transforming State — local Relations [J]. the Milbank Quarterly, Vol. 80, No. 1, 2002

[12]Lester. M. Salamon: Tools of Government: A Guide to the New Governance [M]. Oxford University Press, 2002

[13]Mark Schlesinger etc. Competitive Bidding and States' Purchase of Service: the case of Mental Health Care in Massachusetts [J]. Journal of Policy Analysis and Management, Vol. 5 No. 2, 1986

[14] Pauline Allen: Contracts in the National Health Service Internal Market [J]. The Modern Law Review LimitedPublish by Blackwell Publishers, 1995

[15]Robert Lacey : Internal Market in the Public Sectot: the Case of the British National Health Service [J]. Public Administration and Development, Vol. 17, 1997

[16] Steven RathgebSmith: Transforming Public Services: Contracting for Social and Health Services in the US [J]. Public Administration, Vol. 74, 1996

[17] Shehla Zaidi: Bureaucrats as Purchasers of Health

Services:Limitations of the Public Sector for Contracting[J].
Public Administration and Development,Vol. 31,2011

[18] Sara Bennett, Anne Mills: Government Capacity to Contract: Health Sector Experience and Lessons [J]. Public Administration and Development,Vol18,1998

[19]Tim Tenbensel: Where there's a Will, Is there a way? Is New Zealand's Publicly Funded Health Sector Able to Steer towards Population Health? [J]. Social Science & Medicine, Vol. 67, 2008

[20]Toni Ashton :Contracting for Health service in a Public Health System: the New Zealand Experience [J]. Health Policy,Vol. 69, 2004

[21] Toni Ashton : Contracting for Health Service in NewZealand: A Transtraction Cost Analysis [J]. Social Science and Medicine,Vol. 46, No. 3, 1998

[22] Trevor L. Brown, Matthew Potoski. : Contract — management Capacity in Municipal and County Governments [J]. Public Administration Review. Vol. 63, No. 2, 2003

[23]Xingzhu Liu: The Effectiveness of Contracting - out Primary Health Care Services in Developing Countries: A Review of the Evidence [J]. Health Policy and Planning, Vol. 23, 2008

[24]WHO:The World Health RePort 2000. Health Systems: ImProving Performance[R]. Geneva,2000.

[25]WHO:The World Health Report 2008. Primary Health Care: NOW MoreThan Ever[R]. Geneva,2008.